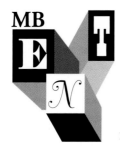

JN095136

編集企画にあたって……

　平成28年版厚生労働白書によれば，我が国の人口は終戦後ほぼ一貫して増加を続け，2008年に1億2800万人とピークに達した．しかし，その後は減少局面に転じている．今後も減少し続けることが予想されており，2048年には1億人を割り込むと推計されている．それに伴い高齢化率(65歳以上人口割合)は1985年には10.3%であったが，2005年には20.2%，2015年には26.7%まで急増した．2060年には約2.5人に1人が65歳以上の高齢者となる見込みである．このように日本の高齢化は世界に類を見ないスピードで進展し，今後はアジアで急速に高齢化が進展していく見込みである．私の実感としても2000年頃までは80歳を超えるような頭頸部癌患者さんの治療を担当することは稀であったように記憶しているが，今日ではまったく珍しいことではなくなっている．高齢者の頭頸部癌治療においては，他の年代と比較して様々な留意点があげられる．まず誰もが思いつくことは，基礎疾患の存在である．日常よく遭遇するのは，造影剤を用いた画像検査を行いたくとも腎機能の低下があり叶わないといったことや，脳血管系疾患や循環器系疾患のため抗凝固剤を内服しており，手術前の中止の可否やヘパリン化の必要性についてのコンサルトが必要となったり，糖尿病のため術前1週間前から入院してもらいインスリンによる血糖値の管理が必要になったりということである．また，身体面に加えて日常しばしば問題となるのは認知機能の低下である．患者さんご自身が病状について理解が不十分であり，我々が好ましいと考える医療の提供が難しいと感じることも時として経験する．これらの心身の問題に加えて，患者さんの社会的背景も大変重要である．高齢者の一人暮らしはよくある話で，身寄りがないことも珍しくない．このような様々な制限のなかで，いかにして根治治療と治療後のQOLを両立させるかが最大の課題である．今回の企画の前半部分では，化学療法・化学放射線療法，免疫療法，嚥下機能，周術期管理，サルコペニア・フレイル，認知症とせん妄について，後半部分では各臓器別の手術について，それぞれの領域の第一人者の先生方に執筆いただいた．本書をお読みいただければ，これから益々増加していく高齢者頭頸部癌患者さんとどう向き合うべきか，総論的な部分から各臓器別の各論まで，広くかつ深い知識を学んでいただけるよう構成した．本書が頭頸癌治療にかかわる多くの先生にお読みいただき，日常診療にお役立ていただければ幸いである．

　2022年3月

朝蔭孝宏

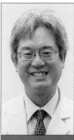

明智　龍男
（あけち　たつお）

1991年	広島大学卒業 同大学精神科入局
1995年	国立がんセンター精神科
2004年	名古屋市立大学大学院医学研究科精神・認知・行動医学分野，助教授
2009年	同大学病院緩和ケア部，部長（併任）
2011年	同大学大学院医学研究科精神・認知・行動医学分野，教授
2015〜17年	同大学大学院医学研究科，副研究科長（併任）
2017年	同大学病院，副病院長（併任）

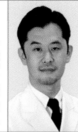

大野　十央
（おおの　かずちか）

2002年	東海大学卒業 東京医科歯科大学頭頸部外科入局
2003年	青梅市立総合病院耳鼻咽喉科
2005年	埼玉県立がんセンター頭頸部外科
2009年	東京医科歯科大学耳鼻咽喉科，助教
2010年	武蔵野赤十字病院耳鼻咽喉科・頭頸部外科，部長
2018年	東京医科歯科大学頭頸部外科，講師

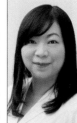

平松　真理子
（ひらまつ　まりこ）

2001年	川崎医科大学卒業 中部労災病院初期研修
2007年	名古屋大学附属病院
2011年	同大学大学院医学系研究科修了 同大学医学部耳鼻咽喉科，助教
2021年	同大学医学部附属病院患者安全推進部，病院講師

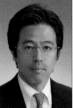

朝蔭　孝宏
（あさかげ　たかひろ）

1991年	山形大学卒業 東京大学耳鼻咽喉科入局
1994年	国立がんセンター東病院頭頸科
2000年2〜5月	MD Anderson Cancer Center および Memorial Sloan-Kettering Cancer Center 留学
2003年	東京大学耳鼻咽喉科，講師
2008年	同，准教授
2015年	東京医科歯科大学頭頸部外科，教授

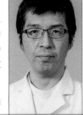

北野　睦三
（きたの　むつかず）

2000年	近畿大学卒業 同大学病院，研修医
2002年	国立国際医療センター耳鼻咽喉科
2005年	財団法人竹田綜合病院耳鼻咽喉科
2007年	国立多磨全生園耳鼻咽喉科 国立国際医療センター耳鼻咽喉科
2008年	財団法人がん研有明病院頭頸科
2013年	近畿大学耳鼻咽喉科，医学部講師
2021年	和泉市立総合医療センター耳鼻咽喉科，部長

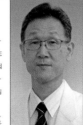

藤井　隆
（ふじい　たかし）

1986年	大阪大学卒業 同大学耳鼻咽喉科入局 大阪府立成人病センター耳鼻咽喉科
1994年	同，診療主任
1999年	同，医長
2006年	同，副部長
2014年	同，主任部長
2017年	大阪国際がんセンター（名称変更より）頭頸部外科，主任部長

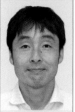

石田　勝大
（いしだ　かつひろ）

1994年	東京慈恵会医科大学卒業 国立国際医療センター病院胸部外科
1996年	埼玉医科大学第一外科
1998年	東京慈恵会医科大学形成外科
2002年	国立がんセンター頭頸部外科
2004年	東京慈恵会医科大学形成外科
2017年	同，准教授

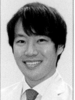

田中　英基
（たなか　ひでき）

2014年	東京医科大学卒業
2016年	同大学耳鼻咽喉科・頭頸部外科入局
2020年	同大学大学院博士課程修了 国立がん研究センター東病院頭頸部内科レジデント

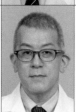

横島　一彦
（よこしま　かずひこ）

1989年	日本医科大学卒業 同大学耳鼻咽喉科入局
1993年	同大学大学院修了
1994年	癌研究会付属病院頭頸科
2001年	日本医科大学耳鼻咽喉科，講師
2012年	同，准教授
2020年	栃木県立がんセンター頭頸科，科長
2022年	同，副病院長

今井　隆之
（いまい　たかゆき）

2002年	浜松医科大学卒業 東京女子医科大学附属病院耳鼻咽喉科
2008年	東京都立駒込病院耳鼻咽喉科・頭頸部腫瘍外科
2009年	宮城県立がんセンター頭頸部外科
2013年	東北大学大学院医学系研究科博士課程修了
2020年	宮城県立がんセンター頭頸部外科，医療部長

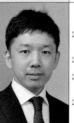

西村　在
（にしむら　あり）

2015年	徳島大学卒業 奈良県立医科大学附属病院初期研修医
2016年	同大学耳鼻咽喉・頭頸部外科入局
2017年	同大学附属病院耳鼻咽喉・頭頸部外科，後期研修医
2020年	静岡県立静岡がんセンター消化器内科，がん薬物療法修練レジデント

CONTENTS

高齢者の頭頸部癌治療
—ポイントと治療後のフォローアップ—

編集企画／朝蔭孝宏
東京医科歯科大学教授

Monthly Book ENTONI　No. 272/2022. 6　目次

編集主幹／曾根三千彦　香取幸夫

【ENTONI® （エントーニ）】
ENTONIとは「ENT」（英語のear, nose and throat：耳鼻咽喉科）にイタリア語の接尾辞 ONE の複数形を表す ONI をつけ，耳鼻咽喉科領域を専門とする人々を示す造語．

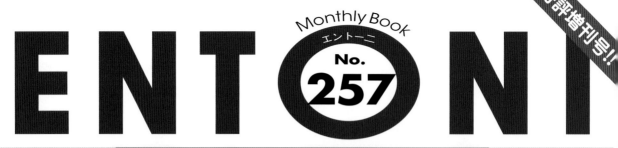

好評増刊号!!

Monthly Book
エントーニ
No. 257

2021年4月増刊号

みみ・はな・のどの 外来診療update

― 知っておきたい達人のコツ26 ―

■ 編集企画　市村恵一（東京みみ・はな・のどサージクリニック名誉院長）

MB ENTONI No. 257（2021年4月増刊号）

178頁，定価5,940円（本体5,400円＋税）

日常の外来診療において遭遇する26のテーマを取り上げ，
達人が経験により会得してきたそれぞれのコツを伝授！

☆ CONTENTS ☆

全日本病院出版会　〒113-0033　東京都文京区本郷3-16-4　Tel：03-5689-5989
www.zenniti.com　Fax：03-5689-8030

MB ENT, 272：1-14, 2022

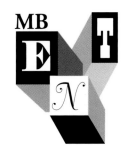

◆特集・高齢者の頭頸部癌治療—ポイントと治療後のフォローアップ—

化学療法・化学放射線療法

田中英基[*1]　岡野　晋[*2]

Abstract　高齢化は本邦において長く社会問題として注目されている．平均寿命の延長に伴い，高齢化の定義も変化しているが，頭頸部がんの治療における高齢者を対象とした治療指針は存在せず，治療選択方法の確立が急務である．高齢者は一般的に身体機能が低下しており，治療関連有害事象なども出現しやすい．さらに同じ年齢層でも全身状態の個人差が大きいことも報告されている．治療を選択するためには，身体的側面に加えて，精神的側面，社会的側面などの多角的評価が必要である．その代表的な評価ツールには高齢者機能評価があり，多くの臨床試験で有用性が示唆されている．一方で，高齢者機能評価には時間・労力がかかるため，実用的な他の簡易的なツールも使用されている．頭頸部がんにおけるがん薬物療法は，患者状態を十分に把握し，治療によるメリット・デメリットを患者と家族が納得したうえで，各人に適した治療を行うことが望ましい．

Key words　頭頸部がん(head and neck cancer)，高齢者機能評価(geriatric assessment)，化学放射線療法(chemoradiotherapy)，化学療法(chemotherapy)，免疫療法(immunotherapy)

はじめに

総務省の人口推計によると，現在，日本人の約30％が65歳以上であり，そのうちの約半数が75歳以上とされている[1]．高齢化の背景には，少子化に加えて寿命の延長がある．厚生労働省の簡易生命表によると，2020年の平均寿命は男性が81.6歳，女性が87.7歳であり，過去最高を更新した[2]．日本人がん患者における平均余命のデータ（図1）では，80歳の平均余命の中央値は，男性で8.4年，女性で11.8年と長期であり，「80歳≒平均寿命だから治療をしない」という考え方は必ずしも成り立たない[3]．以前より，65歳以上が高齢者とされてきたが，2017年に日本老年学会および医学会から，75歳以上を高齢者とする提言がなされている．高齢者の定義は社会・分化・時代背景とともに変化するため，我々の意識改革も必要である．現在の頭頸部がんに対する医療は，この変化に合致しているとは言い難く，日々の臨床において治療選択に苦慮することも多い．特に近年は，細胞障害性抗がん薬に加え，分子標的治療薬，免疫チェックポイント(CP)阻害薬などの登場により，治療の選択がより複雑になっている．

本稿では，高齢者の機能評価・根治的な化学放射線治療・緩和的ながん薬物療法について，過去の文献的な考察も踏まえ概説する．読者の皆様の日常診療の一助となれば幸いである．

高齢者と治療選択

1．高齢者と頭頸部がん

1）疫学と現状

本邦における2021年の65歳以上・70歳以上・75歳以上の全人口に対する割合は，それぞれ，全人口の29.1％・22.8％・15.1％と概算されている[1]．また，全国がん登録に基づいた2018年の口腔・咽頭がんの罹患率は，全年齢に対して，65歳

[*1] Tanaka Hideki，〒277-8577　千葉県柏市柏の葉6-5-1　国立がん研究センター東病院頭頸部内科
[*2] Okano Susumu，同，医長

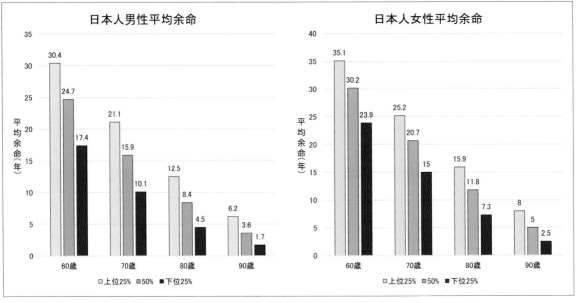

図 1. 本邦における高齢者がんの平均余命
80歳であっても，平均で，男性で8.4年，女性で11.8年の余命がある．同年齢間でも差があり，
80歳の上位25%は70歳の下位25%よりも余命が長い
（がん情報サービス ganjoho.jp より引用）

以上・70歳以上・75歳以上がそれぞれ，68.7%・53.1%・37.1%であり，高齢者が高い割合を占めている[4]．頭頸部扁平上皮がん(head and neck squamous cell carcinoma；HNSCC)の高齢者が占める割合は，今後さらに増加することが予想され，本邦の高齢化の進行を鑑みると，その治療選択方法の確立は急務である[5]．

頭頸部がん治療における高齢者を対象とした治療指針は存在しない．その一つの理由として，高齢者を対象とした頭頸部がんにおける臨床試験が少ないことが挙げられる．頭頸部がんの臨床試験における60歳以上の患者の割合は24～29%であり，70歳以上では8%程度しかないという報告もある[6]～[8]．頭頸部がん診療の現場と比べ，その割合はかなり少なく，日常診療における治療選択は，大規模試験のサブ解析や高齢者に注目した後方視的検討の結果をもとに提案しているのが現状である．

2）身体的な変化

加齢は，がんの罹患・死亡のリスクファクターであり，治療抵抗性の生物学的変化にも関連している[9]～[12]．さらに，高齢者は非高齢者と比較して臓器機能が低下しているケースが多く(表1)，治療

関連合併症のリスクが高くなる[13]～[18]．たとえば，肝血流量および肝代謝酵素活性は加齢により低下する[16][18]．肝代謝により解毒されるタキサン系抗がん薬は，肝機能障害時には重篤な肝障害を生じることがあり，治療前の肝機能の評価は重要である[19]．しかし，肝の薬物クリアランスを単一の臨床検査値で推測することは困難である．インドシアニングリーンなどは肝血流量を表し，アンチピリンは肝薬物代謝活性を表すよい指標となるが，煩雑であり，日常診療で用いるには敷居が高い[20]．そのため，実臨床においては，AST，ALTなどの肝逸脱酵素の値や，Child-Pugh 分類(表2)などを参考に推定している．また，腎血流量および糸球体濾過量も加齢により低下するが，腎機能を評価する際には注意が必要である[16][18]．採血のみで評価可能な血清クレアチニン値や標準化推算糸球体濾過量(estimated glomerular filtration rate；eGFR)は，筋肉量の少ない高齢者では，腎機能を過大評価してしまう可能性が高い．そのため，個々の体格による補正が必要であり，実際の体表面積を計算し補正する個別化 eGFR や，Cockcroft & Gault 式で Creatinine Clearance(CCr)を推定する方法が汎用されている．しかし，いずれ

表 1. 若年者(20〜30 歳)と比較した高齢者(65 歳以上)の臓器機能

臓器	生理的因子	変化率	臓器	生理的因子	変化率
心臓	心拍出量	30〜40% ↓		胃腸管血流量	20〜30% ↓
腎臓	腎血流量	40〜50% ↓		胃酸分泌	pH 1〜3 ↑
	腎糸球体濾過量	20〜30% ↓	消化管	胃内容排出速度	0〜10% ↓
	尿細管分泌能	30% ↓		腸管運動	10〜20% ↓
代謝	体内水分量	10〜15% ↓		小腸酵素活性	0〜10% ↓
	体脂肪	20〜40% ↑		小腸微小絨毛	15〜20% ↓
	除脂肪体重	20〜30% ↓	肝臓	肝重量	18〜36% ↓
	血漿アルブミン	15〜20% ↓		肝代謝酵素活性	0〜15% ↓
	血漿 α1-酸性糖蛋白	10〜20% ↑		肝血流量	30〜50% ↓

(文献 16 より引用)

表 2. Child-Pugh 分類

臨床症状と検査所見	1 点	2 点	3 点
肝性脳症(stage)	なし	1〜2	3〜4
腹水	なし	軽度	中等度
血清ビリルビン濃度(mg/dL)	<2	2〜3	>3
血清アルブミン濃度(g/dL)	>3.5	2.8〜3.5	<2.8
プロトロンビン活性(%)	>70	40〜70	<40

肝機能障害の程度　5〜6 点：軽度，7〜9 点：中等度，
10 点以上：重度

の計算にも血清クレアチニン値が含まれており，サルコペニアのように極端な低体重の場合は正確な腎機能の予測は困難である(図2)．このような患者に対して，腎毒性のあるシスプラチンや，腎機能による調整が必要なカルボプラチンなどの抗がん薬はリスクが高い．また，高齢者は心拍出量が低下するため，シスプラチンのように大量の補液を行う場合は心不全に注意が必要である[16]．

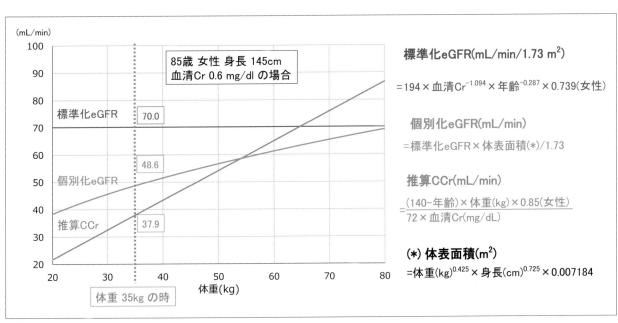

図 2. 腎機能評価の比較
標準化 eGFR は成人の標準体型とされる表面積(1.73 m²)で一律に補正されるため，高齢者では腎機能が過大評価されることが多い．個々の体格で補正する個別化 eGFR や推算 CCr などが有用である．たとえば，85 歳女性の体重を 35 kg としたとき，同じ血清 Cr 値でも，標準化 eGFR では腎機能が正常であるが，個別化 eGFR や推算 CCr では腎機能障害があると判断される．ただし，CCr は肥満だと，過大評価される可能性がある

表 3. 化学療法の有害事象の予測スコア(Cancer and Aging Research Group:CARG score)

項目	内容	点数
年齢	≧72 歳	2
	<72 歳	0
癌の種類	胃腸系 or 泌尿生殖器系	2
	それ以外	0
化学療法の予定の用量	通常	2
	初回減量	0
多剤 or 単剤	多剤	2
	単剤	0
ヘモグロビン値 [g/dL]	<11(男),<10(女)	3
	≧11(男),≧10(女)	0
クレアチニンクリアランス [mL/分] (Jeliffe, ideal weight)	<34	3
	≧34	0
難聴の程度	悪い	2
	良い	0
化学療法の前治療歴	あり	3
	なし	0
自分で内服可能	不可	1
	可能	0
100 m 程度の歩行	困難	2
	可能	0
過去 4 ヶ月に,身体的・精神的な問題で,社会活動へ影響を与えたか	あり	1
	なし	0

リスク	点数	G3以上のAE確率
Low risk	0〜5 点	36.7%
Medium risk	6〜9 点	62.4%
High risk	10〜15 点	70.2%

(文献 23 より一部改変)

3)治療の選択

高齢者というだけで治療効果が低く見積もられ,安易な治療を選択される場合も少なくない.適切な治療選択が高齢者の生命予後を改善させるという報告もあり,その判断は重要である[21)22)].特に頭頸部がんは,視覚・聴覚・味覚・嗅覚・嚥下・発声などの様々な機能に影響を及ぼすため,腫瘍の制御が QOL の維持・改善につながる.

Cancer and Aging Research Group(CARG)は,高齢者の化学療法の有害事象を予測するスコア(CARG スコア:表3)を提唱し,前向き試験において,スコアと有害事象の相関を報告しており,治療の選択およびリスク回避に有用であると考えられる[23)].その他にもいくつかのツールがあるが,The Chemotherapy Risk Assessment Scale for High-Age Patients(CRASH)スコアは化学療法の有害事象予測が可能であり,CARG スコアとともに American Society of Clinical Oncology(ASCO)のガイドラインにおいて推奨されている[24)].

また,高齢者は全身状態の個人差が大きく,年齢だけでなく,多方面からの評価が必要である[25)].身体的な側面に加え,認知機能,うつ症状の有無などの精神的側面,介護や金銭的な問題といった社会的側面などを考慮する必要がある(図3).さらに,がん以外に複数の併存症を有していることも多く,多数の薬剤を内服している場合が多い[26)].がん患者においては,薬物相互作用に関連する問題が約 36%に確認されたという報告もあり,治療選択の際に注意が必要である[27)].

患者自身の価値観も重要である.60 歳以上のがん患者を対象としたアンケートでは,生存期間を伸ばす治療であれば 80%以上が治療を選択する一方で,治療後に機能障害を伴う場合は 70%以上がその治療を受けないことを選択したとの報告もあり,治療による効果と有害事象をしっかりと説明したうえで,患者自身の意向を明確にすることが望まれる[28)].

以上のような,スコアツールの活用,多面的な患者背景の把握,個々の患者の意向確認に加え

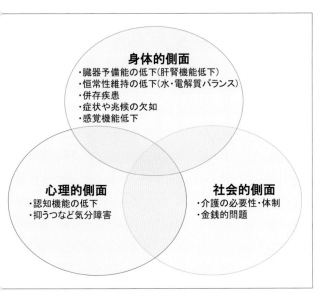

図 3. 高齢者の多角的側面
年齢だけでなく，身体的側面，精神的側面，社会的側面を多角的に評価する必要がある

て，後述する全身状態の分類や高齢者機能評価を考慮のうえで治療を選択するべきである．

2．状態による分類

Japan Clinical Oncology Group（JCOG）は，高齢者研究の対象となる患者集団を設定する際の区分として，European Organisation for Research and Treatment of Cancer（EORTC）elderly task force が提唱する概念に準拠し，高齢がん患者を "fit" と "unfit" の 2 つの集団に分類した． "fit" の集団は，元気な非高齢者と同じ標準治療を受けることができる状態であり， "unfit" の集団は，元気な非高齢者と同じ標準治療を受けることができない状態である． "unfit" は，さらに，元気な非高齢者と同じ標準治療は受けることはできないが，何らかの治療を受けることはできる状態の "vulnerable" と，積極的な治療の適応にならないと思われる状態である "frail" に分かれる[29]．これらの定義を明確に線引きすることはできないため，総合的な判断が必要である[30)～32]．

3．高齢者機能評価

現在の診療においては，全身状態の指標である performance status（PS）により治療の適応を考える場合が多いと思われる．しかし，PS による評価のみでは，高齢者に対する治療を選択するには不十分であり，多角的な評価を可能とする高齢者機能評価（geriatric assessment；GA）の有用性が報告されている[33]．

JCOG の「高齢者のがん薬物療法ガイドライン」では，がん薬物療法の適応の判断法として GA の実施が提案されている．また，ASCO のガイドラインにおいても，65 歳以上のがん患者の化学療法開始前の GA が推奨されている．GA は，日常生活動作機能（ADL），精神・心理的機能，社会・経済的機能および QOL などを系統的に評価する手法であり（表 4），その有用性は複数の論文で報告されている[30)～37]．70 歳以上の緩和的化学療法を施行した固形がん患者に対し，GA で治療強度を調整する群と，通常治療群を比較した前向きランダム化試験では，GA 介入群で初回治療強度を下げた割合が高かったにもかかわらず，6 ヶ月生存割合が同等の結果であったことに加え，重篤な有害事象が少なかったと報告されている[37]．

しかし，GA は時間と労力がかかるため，簡易的なツールが用いられることも多い．簡易的なツールとしては，Geriatric-8（G8），Flemish version of the Triage Risk Screening Tool（fTRST）が代表的である．G8 は主に栄養を評価するツールであるが，身体機能，薬剤，認知，気分についても評価が可能である．スクリーニングツールの中ではもっとも感度が高いとされており，HNSCC における frail 評価の有用性も報告されている[38)39]．fTRST は，高齢者の救急科への再入院のリスクを評価するツールであるが，高齢者がん患者の身体機能，薬剤，栄養，認知機能，気分などを評価することも可能である．G8 と fTRST は，高齢者がん患者の生存期間を予測しうるツールとして，ASCO のガイドラインでも推奨されている[40]．ただし，頭頸部がんに対する化学放射線療法（chemoradiotherapy；CRT）およびがん薬物療法における有用性は不明確であり，今後の評価の最適化が望まれる．

表 4. 高齢者機能評価

	評価項目	代表的な評価法
身体的側面	身体機能	Activities of daily living(ADL) Instrumental activities of daily living(IADL) ECOG performance status(PS) 転倒歴：「過去6ヶ月で何回転倒したか？」
	併存症	Carlson comorbidity index(CCI) Cummulative illness rating scale(CIRS)
	栄養	Body-mass index(BMI) Mini Nutritional Assessment(MNA) 10%以上の体重減少
精神的側面	認知機能	Mini-Mental State Examination(MMSE) Mini-Cog Blessed Orientation Memory Concentration test(BOMC)
	情動・気分	うつ病評価 ・Geriatric depression scale(GDS) ・Center for Epidemiologic Studies Depression Scale せん妄評価 ・Confusion assessment method(CAM)
社会的側面	社会支援	MOS social support survey

化学放射線療法

1．標準治療

切除不能局所進行 HNSCC に対する標準治療は CRT である[8)41)]．切除可能だが臓器温存の希望がある場合，あるいは切除拒否の場合も CRT が適応される[42)]．根治切除後の再発高リスク群（「切除断端陽性」あるいは「節外浸潤あり」）に対しても，術後補助療法としての CRT が行われる[43)〜45)]．

CRT における化学療法の標準的なレジメンは高用量シスプラチン［(100 mg/m^2) 3週毎に3コース］と放射線療法の同時併用である．なお，術後補助 CRT については，従来の高用量シスプラチンと低用量シスプラチン［(40 mg/m^2) 毎週7コース］の非劣勢を検証した第II/III相試験において，生存期間・有害事象の発現率ともに低用量シスプラチンが良好な成績であり，今後の標準治療となることが予想される[46)]．

2．化学放射線療法

高齢者に対する CRT については，80歳以上を含めた集団において，シスプラチンを併用することの生存期間への上乗せ効果の報告もあるが，大規模なメタ解析では，71歳以上の集団に対する化学療法の上乗せ効果はないとされており，一定の見解は定まっていない[8)47)]．この背景には，前述のような高齢者を対象とした臨床試験数の少なさに加え，高齢者集団における個人差などがかかわっていると思われ，高齢がん患者の総合的な評価を踏まえた前向き試験による検証が求められている．

高齢者では，CRT により有害事象が増加するというのが一般的な見解であり，口腔粘膜炎，骨髄毒性，腎毒性，消化器症状，末梢神経症状などの急性期毒性や，嚥下障害，誤嚥性肺炎などの晩期毒性も増加することが報告されている[48)〜51)]．一方で，CRT による重篤な有害事象が，高齢者と非高齢者と比較して差がないとする報告もある[47)]．いずれの集団においても，適切な患者選択および副作用管理が重要であるが，治療開始前に全身状態，機能評価を基に，治療によるメリット・デメリットを熟慮した治療の選択肢を提案すべきである（図4）．

1）シスプラチン

高齢者であっても，fit に対しては標準治療を行うべきである．複数の大規模な第III相試験において，年齢に上限を設けておらず，過去の高齢者への CRT に関する報告においても，シスプラチンは減量せずに投与されている[52)〜56)]．

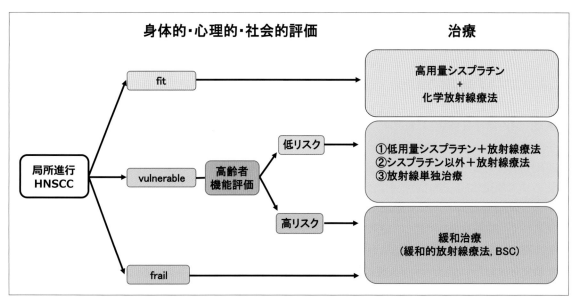

身体的・心理的・社会的評価　　　　**治療**

図 4. 局所治療 HNSCC に対する治療選択のフローチャート（提案）
CRT の開始前に，高齢者の全身状態を評価し，最適な治療を選択するべきである

表 5. シスプラチンの適応

項目	相対禁忌	絶対禁忌
PS［ECOG score］	＝2	≧3
生物学的な年齢	GA で判断	―
腎機能［CCr(mL/min)］	50〜60	＜50
聴力障害［CTCAE v4. 0 Grade］	1，2	≧3
神経障害［CTCAE v4. 0 Grade］	1	≧2
骨髄・呼吸・心血管障害［CTCAE v4. 0 Grade］	2	≧3
肝障害［Child-Pugh score］	B	C
HIV/AIDs［CD4 count($/\mu$L)］	200〜350	＜200
栄養状態［自発的でない体重減少(%)］	≧20	―
妊娠/授乳	―	妊娠初期 授乳中
プラチナの前治療歴	＞200 mg/m^2	
社会的サポート	なし	―

その他（合併疾患など）	
相対禁忌	絶対禁忌
・インスリン依存 　の糖尿病 ・繰り返す(肺)感 　染症 ・重度の精神疾患	・致死的な全身状 　態(重症感染症 　や免疫疾患な 　ど) ・プラチナアレル 　ギー

（文献 57 より一部改変）

　Unfit における frail に対しては積極的な治療は勧められず，緩和ケアを中心とした侵襲の少ない治療（緩和照射や局所麻酔の手術など）を考慮すべきである．Vulnerable に関しては治療の判断に苦慮することがあり，適切な評価方法の確立が課題となっている．

　シスプラチンの投与における，絶対禁忌・相対的禁忌について，Szturz らが報告しており（表5），これらに該当する場合には，シスプラチンの投与間隔・用量の変更や，シスプラチン以外の併用薬を考慮すべきである[57)58)]．シスプラチンの用量については，有害事象の低減を目的に，低用量毎週投与のレジメンについての検討がなされてきた．報告によって相違はあるものの，低用量シスプラチンの毎週投与は標準治療と比較して，有害事象（嘔気，肝機能障害，クレアチニン上昇，耳毒性，血液毒性）を減少させるが，生存などのアウトカムは同等からやや劣るとする報告が多い[59)〜61)]．

2）シスプラチン以外の併用薬

シスプラチン以外の併用薬についても検討されてきた．局所進行 HNSCC に対して，抗上皮成長因子受容体(epidermal growth factor receptor；EGFR)抗体であるセツキシマブ(Cmab)と放射線療法の併用療法(bioradiotherapy；BRT)を放射線単独(radiotherapy；RT)と比較した第Ⅲ相試験において，BRT は RT に比べ，局所制御期間，全生存期間(overall survival；OS)において，良好な成績であった[62]．ただし，サブ解析においては，65 歳以上の OS は RT がよい傾向にあった[63]．その後のシスプラチン併用 CRT と BRT を比較した 2 つの第Ⅲ相試験では，BRT の OS における非劣勢，安全性における優越性ともに示されておらず，サブ解析では，65 歳以上でもシスプラチン併用 CRT が良好な成績であった[64][65]．以上からシスプラチンの代用としての Cmab の使用は限定される．

カルボプラチンと 5-FU 併用の CRT も RT と比較し優れているという報告がある．標準治療であるシスプラチン併用 CRT との比較ではないが，シスプラチンの投与が困難な患者に対する選択肢の一つとなる可能性がある[66][67]．

高齢者に対する CRT や BRT が RT と比較して有効性を示唆する報告は限られており，有害事象の観点からも，放射線単独治療は重要な選択肢となりうる．

緩和的がん薬物療法

1．標準治療

転移再発(RM-)HNSCC に対しては，1997 年にシスプラチン単独療法の緩和ケアに対する OS における優越性が示され，広く用いられていた[68]．その後，シスプラチン(あるいはカルボプラチン)と 5-FU の併用療法(PF 療法)がシスプラチン単独治療と比較し，OS には差がないものの，奏効率の高さから標準治療と認識されていた[69][70]．2005 年に EXTREME 試験において，Cmab＋PF 療法(EXTREME レジメン)の PF 療法に対する

OS における優越性が示された[71]．さらに，免疫 CP 阻害薬が登場し，2017 年に CheckMate-141(CM-141)試験におけるプラチナ抵抗性 RM-HNSCC に対するニボルマブの標準治療に対する優越性，2019 年に KEYNOTE-048(KN-048)試験におけるプラチナ感受性 RM-HNSCC に対するペムブロリズマブを含むレジメンの標準治療に対する優越性が示され，免疫 CP を主体とするレジメンが新たな標準治療となった[72]．

以上より，プラチナ感受性に対しては，バイオマーカーである combined positive score(CPS)を考慮したうえで，CPS＞1 には，ペムブロリズマブ±PF 療法，CPS≦1 には EXTREME レジメン，プラチナ抵抗性に対しては　ニボルマブが選択されることが多い(図 5)．

2．免疫チェックポイント阻害薬

プラチナ感受性の RM-HNSCC を対象とした KN-048 試験のサブ解析では，65 歳以上では，CPS＞20，CPS＞1，全体集団のいずれも，ペムブロリズマブ±PF 療法が，EXTREME レジメンよりも OS において良好な傾向にあった[72]．なお，免疫療法と化学療法の併用は，全身状態が良好でない患者に対する併用効果が乏しかったという報告もある[73]．同報告は頭頸部がんの報告ではないが，vulnerable の高齢者には，ペムブロリズマブの単剤を考慮すべきである．

プラチナ抵抗性の RM-HNSCC を対象とした CM-141 試験のサブ解析では，65 歳以上から 75 歳未満の集団で，ニボルマブが化学療法(メトトレキサート，ドセタキセル，Cmab のいずれか)と比較し OS において劣らない傾向であった[74]．免疫 CP 阻害薬は高齢者に対して比較的使いやすい薬剤ではあるが，免疫関連有害事象(immune related adverse event；irAE)の発現部位・時期は多種多様であるため，併存症も多く，症状の訴えが不明瞭になりやすい高齢者に対して使用する際には注意が必要である．

3．EXTREME レジメン(Cmab＋PF 療法)

RM-HNSCC を対象とした EXTREME 試験で

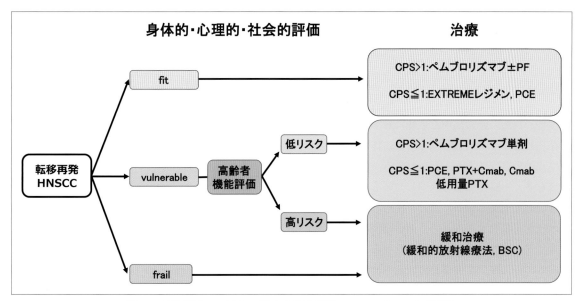

図 5. 転移再発 HNSCC に対する治療選択のフローチャート（提案）
化学療法の開始前に，高齢者の全身状態を評価し，最適な治療を選択するべきである

は，EXTREME レジメンが PF 療法と比べて OS において優れていた．しかし，同試験のサブ解析において，全体の 17.4％である 65 歳以上の集団における Cmab 併用による OS への上乗せ効果は示唆されなかった[74]．一方で，本邦から報告された EXTREME レジメンの高齢者に対する後方視的検討（70 歳以上 vs 70 歳未満）では，奏効率（38.5％ vs 46.9％），無増悪生存期間（5.8 ヶ月 vs 5.7 ヶ月），OS（15.2 ヶ月 vs 14.6 ヶ月）のいずれにおいても有意差がなかった[75]．ただし，同報告における 70 歳以上の患者は，70 歳未満と比較してカルボプラチンがより選択されていた（57.2％ vs 24.6％）点に注意が必要である．

EXTREME レジメンのプラチナ製剤の選択については，有害事象の観点から，シスプラチンの代わりとしてカルボプラチンを選択するケースが少なくない．しかし，EXTREME 試験のサブグループ解析では，シスプラチンはカルボプラチンと比較して奏効率が高く，OS に関しても良好な傾向があり，腎機能・全身状態が許すならば，シスプラチンの使用が望ましい[74]．一方で，高齢者に対するシスプラチンは，神経毒性・下痢・血小板減少・腎機能障害などの有害事象が高頻度であることが報告されており，注意が必要である[11]．

4．免疫チェックポイント阻害薬，EXTREME レジメン以外の治療選択

パクリタキセル（PTX）＋カルボプラチン＋Cmab を併用した治療（PCE 療法）が第 II 相試験として報告されている．高齢者についての報告ではないが，EXTREME 試験の結果と比較しても良好な成績（OS の中央値＝14.7 ヶ月）が報告されている[76]．EXTREME レジメンと PCE 療法を比較したランダム化第 II 相試験においては，PCE が無増悪生存期間，OS ともに良好な傾向があり，grade 3 以上の有害事象も少なかった[77]．PCE 療法は毎週投与の化学療法であるため，有害事象に応じた抗がん剤の調整が可能であり，高齢者に対して有用な治療選択肢の一つと考える．

PTX＋Cmab の併用療法による第 II 相試験では，奏効率，OS，無増悪生存期間のいずれにおいても，良好な結果が報告されており，プラチナ系製剤の使用に制限がある場合には検討されうる[78]．Cmab 単剤は，HPV 陰性の頭頸部がんに対して，Cmab の前治療歴がない場合には有効であるとの報告もあり，細胞障害性抗がん薬の投与が困難な場合は考慮する[79]．Weekly PTX（80 mg/m^2）の単独治療は，3 週間ごとの PTX（200〜250 mg/m^2）療法よりも，毒性が少なく，奏効率も良好であり考慮される[80]．

最後に

現在，高齢の頭頸部がん患者に対する治療指針は存在しないが，高齢者数の増加に伴い，がん薬物療法の需要は拡大すると思われる．高齢者は合併症も多く，臓器機能も低下しているが，治療開始前にGAや簡易ツールなどを使用し，高齢者各人の状態を把握することで，適切な治療法を選択することが可能になりつつある．さらに，多職種チームの介入が，有害事象の低減や治療の完遂率上昇につながることが報告されている[81]．最適な治療選択肢の提示，患者による治療方法の選択，周囲の十分なサポートにより，一人ひとりに寄り添ったオーダーメイドの治療を行うことが望ましい．

文 献

1) 総務省統計局：人口推計―2021年（令和3年）11月報―．2021年12月15日アクセス．
2) 厚生労働省：令和2年簡易生命表の概況．2021年7月30日．
3) がん情報サービス：年齢・全身状態別余命データ．2021年12月15日アクセス．
4) 国立がん研究センターがん情報サービス：「がん登録・統計」全国がん罹患モニタリング集計．2021年10月23日アクセス．
5) Smith BD, Smith GL, Hurria A, et al：Future of cancer incidence in the United States：burdens upon an aging, changing nation. J Clin Oncol, **27**(17)：2758-2765, 2009.
6) Hutchins LF, Unger JM, Crowley JJ, et al：Underrepresentation of patients 65 years of age or older in cancer-treatment trials. N Engl J Med, **341**(27)：2061-2067, 1999.
7) Lewis JH, Kilgore ML, Goldman DP, et al：Participation of patients 65 years of age or older in cancer clinical trials. J Clin Oncol, **21**(7)：1383-1389, 2003.
8) Pignon JP, le Maître A, Maillard E, et al：Meta-analysis of chemotherapy in head and neck cancer(MACH-NC)：an update on 93 randomised trials and 17,346 patients. Radiother Oncol, **92**(1)：4-14, 2009.
9) Sarris EG, Harrington KJ, Saif MW, et al：Multimodal treatment strategies for elderly patients with head and neck cancer. Cancer Treat Rev, **40**(3)：465-475, 2014.
10) Wilkinson TJ, Sainsbury R：The association between mortality, morbidity and age in New Zealand's oldest old. Int J Aging Hum Dev, **46**(4)：333-343, 1998.
11) Argiris A, Li Y, Murphy BA, et al：Outcome of elderly patients with recurrent or metastatic head and neck cancer treated with cisplatin-based chemotherapy. J Clin Oncol, **22**(2)：262-268, 2004.
12) Perri F, Ionna F, Pavone E, et al：Treatment approaches in elderly patients with head and neck cancer. Anticancer Agents Med Chem, **13**(9)：1383-1390, 2013.
13) Rowe JW, Andres R, Tobin JD, et al：The effect of age on creatinine clearance in men：a cross-sectional and longitudinal study. J Gerontol, **31**(2)：155-163, 1976.
14) Kimmick GG, Fleming R, Muss HB, et al：Cancer chemotherapy in older adults. A tolerability perspective. Drugs Aging, **10**(1)：34-49, 1997.
15) Balducci L, Hardy CL, Lyman GH：Hemopoietic reserve in the older cancer patient：clinical and economic considerations. Cancer Control, **7**(6)：539-547, 2000.
16) 加藤隆一：臨床薬物動態学 臨床薬理学・薬物療法の基礎として．改訂第4版：11, 南江堂, 2009.
17) Buckinx F, Rolland Y, Reginster JY, et al：Burden of frailty in the elderly population：perspectives for a public health challenge. Arch Public Health, **73**(1)：19, 2015.
18) Sawhney R, Sehl M, Naeim A：Physiologic aspects of aging：impact on cancer management and decision making, part I. Cancer J, **11**(6)：449-460, 2005.
19) Venook AP, Egorin MJ, Rosner GL, et al：Phase I and pharmacokinetic trial of paclitaxel in patients with hepatic dysfunction：Cancer and Leukemia Group B 9264. J Clin Oncol, **16**(5)：1811-1819, 1998.
20) Branch RA, James JA, Read AE：The clearance of antipyrine and indocyanine green in normal subjects and in patients with chronic

lever disease. Clin Pharmacol Ther, **20**(1)：81–89, 1976.

21) Woodard S, Nadella PC, Kotur L, et al：Older women with breast carcinoma are less likely to receive adjuvant chemotherapy：evidence of possible age bias? Cancer, **98**(6)：1141–1149, 2003.

22) Extermann M：Management issues for elderly patients with breast cancer. Curr Treat Options Oncol, **5**(2)：161–169, 2004.

23) Hurria A, Mohile S, Gajra A, et al：Validation of a Prediction Tool for Chemotherapy Toxicity in Older Adults With Cancer. J Clin Oncol, **34**(20)：2366–2371, 2016.

24) Mohile SG, Dale W, Somerfield MR, et al：Practical Assessment and Management of Vulnerabilities in Older Patients Receiving Chemotherapy：ASCO Guideline for Geriatric Oncology. J Clin Oncol, **36**(22)：2326–2347, 2018.

25) Lowsky DJ, Olshansky SJ, Bhattacharya J, et al：Heterogeneity in healthy aging. J Gerontol A Biol Sci Med Sci, **69**(6)：640–649, 2014.

26) LeBlanc TW, McNeil MJ, Kamal AH, et al：Polypharmacy in patients with advanced cancer and the role of medication discontinuation. Lancet Oncol, **16**(7)：e333–e341, 2015.

27) Yeoh TT, Tay XY, Si P, et al：Drug-related problems in elderly patients with cancer receiving outpatient chemotherapy. J Geriatr Oncol, **6**(4)：280–287, 2015.

28) Fried TR, Bradley EH, Towle VR, et al：Understanding the treatment preferences of seriously ill patients. N Engl J Med, **346**(14)：1061–1066, 2002.

29) Group JCO：JCOG 高齢者研究ポリシー. 2016.

30) Song X, Mitnitski A, Rockwood K：Prevalence and 10-year outcomes of frailty in older adults in relation to deficit accumulation. J Am Geriatr Soc, **58**(4)：681–687, 2010.

31) Handforth C, Clegg A, Young C, et al：The prevalence and outcomes of frailty in older cancer patients：a systematic review. Ann Oncol, **26**(6)：1091–1101, 2015.

32) Ørum M, Gregersen M, Jensen K, et al：Frailty status but not age predicts complications in elderly cancer patients：a follow-up study. Acta Oncol, **57**(11)：1458–1466, 2018.

33) Jolly TA, Deal AM, Nyrop KA, et al：Geriatric assessment-identified deficits in older cancer patients with normal performance status. Oncologist, **20**(4)：379–385, 2015.

34) Puts MT, Hardt J, Monette J, et al：Use of geriatric assessment for older adults in the oncology setting：a systematic review. J Natl Cancer Inst, **104**(15)：1133–1163, 2012.

35) Brunello A, Sandri R, Extermann M：Multidimensional geriatric evaluation for older cancer patients as a clinical and research tool. Cancer Treat Rev, **35**(6)：487–492, 2009.

36) Corre R, Greillier L, Le Caër H, et al：Use of a Comprehensive Geriatric Assessment for the Management of Elderly Patients With Advanced Non-Small-Cell Lung Cancer：The Phase Ⅲ Randomized ESOGIA-GFPC-GECP 08-02 Study. J Clin Oncol, **34**(13)：1476–1483, 2016.

37) Mohile SG, Epstein RM, Hurria A, et al：Communication With Older Patients With Cancer Using Geriatric Assessment：A Cluster-Randomized Clinical Trial From the National Cancer Institute Community Oncology Research Program. JAMA Oncol, **6**(2)：196–204, 2020.

38) Decoster L, Van Puyvelde K, Mohile S, et al：Screening tools for multidimensional health problems warranting a geriatric assessment in older cancer patients：an update on SIOG recommendations†. Ann Oncol, **26**(2)：288–300, 2015.

39) Pottel L, Lycke M, Boterberg T, et al：Serial comprehensive geriatric assessment in elderly head and neck cancer patients undergoing curative radiotherapy identifies evolution of multidimensional health problems and is indicative of quality of life. Eur J Cancer Care (Engl), **23**(3)：401–412, 2014.
Summary 65 歳以上の HNSCC を対象とした複数の高齢者機能評価のスクリーニングツールを検証した前向き試験において，G8 が最適なスクリーニングツールであった.

40) Kenis C, Decoster L, Van Puyvelde K, et al：Performance of two geriatric screening tools in older patients with cancer. J Clin Oncol, **32**(1)：19–26, 2014.

41) Pignon JP, Bourhis J, Domenge C, et al：Chemotherapy added to locoregional treatment for

head and neck squamous-cell carcinoma：three meta-analyses of updated individual data. MACH-NC Collaborative Group. Meta-Analysis of Chemotherapy on Head and Neck Cancer. Lancet, **355**(9208)：949-955, 2000.

42) Forastiere AA, Goepfert H, Maor M, et al：Concurrent chemotherapy and radiotherapy for organ preservation in advanced laryngeal cancer. N Engl J Med, **349**(22)：2091-2098, 2003.

43) Bernier J, Domenge C, Ozsahin M, et al：Postoperative irradiation with or without concomitant chemotherapy for locally advanced head and neck cancer. N Engl J Med, **350**(19)：1945-1952, 2004.

44) Bernier J, Cooper JS, Pajak TF, et al：Defining risk levels in locally advanced head and neck cancers：a comparative analysis of concurrent postoperative radiation plus chemotherapy trials of the EORTC(#22931)and RTOG(#9501). Head Neck, **27**(10)：843-850, 2005.

45) Winquist E, Oliver T, Gilbert R：Postoperative chemoradiotherapy for advanced squamous cell carcinoma of the head and neck：a systematic review with meta-analysis. Head Neck, **29**(1)：38-46, 2007.

46) Kunieda F, Kiyota N, Tahara M, et al：Randomized phase Ⅱ/Ⅲ trial of post-operative chemoradiotherapy comparing 3-weekly cisplatin with weekly cisplatin in high-risk patients with squamous cell carcinoma of head and neck：Japan Clinical Oncology Group Study(JCOG1008). Jpn J Clin Oncol, **44**(8)：770-774, 2014.

47) Amr S, Ioffe D, Suzuki I, et al：Treatment modalities, adverse events, and survival outcomes in older patients with head and neck squamous cell carcinoma. Head Neck. 2021.

48) Machtay M, Moughan J, Trotti A, et al：Factors associated with severe late toxicity after concurrent chemoradiation for locally advanced head and neck cancer：an RTOG analysis. J Clin Oncol, **26**(21)：3582-3589, 2008.

49) Caudell JJ, Schaner PE, Meredith RF, et al：Factors associated with long-term dysphagia after definitive radiotherapy for locally advanced head-and-neck cancer. Int J Radiat Oncol

Biol Phys, **73**(2)：410-415, 2009.

50) Schofield CP, Sykes AJ, Slevin NJ, et al：Radiotherapy for head and neck cancer in elderly patients. Radiother Oncol, **69**(1)：37-42, 2003.

51) Merlano MC, Monteverde M, Colantonio I, et al：Impact of age on acute toxicity induced by bio- or chemo-radiotherapy in patients with head and neck cancer. Oral Oncol, **48**(10)：1051-1057, 2012.

52) Adelstein DJ, Li Y, Adams GL, et al：An intergroup phase Ⅲ comparison of standard radiation therapy and two schedules of concurrent chemoradiotherapy in patients with unresectable squamous cell head and neck cancer. J Clin Oncol, **21**(1)：92-98, 2003.

53) Cooper JS, Pajak TF, Forastiere AA, et al：Postoperative concurrent radiotherapy and chemotherapy for high-risk squamous-cell carcinoma of the head and neck. N Engl J Med, **350**(19)：1937-1944, 2004.

54) Amini A, Jones BL, McDermott JD, et al：Survival outcomes with concurrent chemoradiation for elderly patients with locally advanced head and neck cancer according to the National Cancer Data Base. Cancer, **122**(10)：1533-1543, 2016.

55) Ward MC, Reddy CA, Adelstein DJ, et al：Use of systemic therapy with definitive radiotherapy for elderly patients with head and neck cancer：A National Cancer Data Base analysis. Cancer, **122**(22)：3472-3483, 2016.

56) Zandberg DP, Cullen K, Bentzen SM, et al：Definitive radiation with concurrent cetuximab vs. radiation with or without concurrent cytotoxic chemotherapy in older patients with squamous cell carcinoma of the head and neck：Analysis of the SEER-medicare linked database. Oral Oncol, **86**：132-140, 2018.

57) Szturz P, Cristina V, Herrera Gómez RG, et al：Cisplatin Eligibility Issues and Alternative Regimens in Locoregionally Advanced Head and Neck Cancer：Recommendations for Clinical Practice. Front Oncol, **9**：464, 2019.

58) Ahn MJ, D'Cruz A, Vermorken JB, et al：Clinical recommendations for defining platinum unsuitable head and neck cancer patient populations on chemoradiotherapy：A litera-

ture review. Oral Oncol, **53**：10-16, 2016.

59）Szturz P, Wouters K, Kiyota N, et al：Weekly Low-Dose Versus Three-Weekly High-Dose Cisplatin for Concurrent Chemoradiation in Locoregionally Advanced Non-Nasopharyngeal Head and Neck Cancer：A Systematic Review and Meta-Analysis of Aggregate Data. Oncologist, **22**(9)：1056-1066, 2017.

60）Noronha V, Joshi A, Patil VM, et al：Once-a-Week Versus Once-Every-3-Weeks Cisplatin Chemoradiation for Locally Advanced Head and Neck Cancer：A Phase Ⅲ Randomized Noninferiority Trial. J Clin Oncol, **36**(11)：1064-1072, 2018.

61）Szturz P, Wouters K, Kiyota N, et al：Altered fractionation radiotherapy combined with concurrent low-dose or high-dose cisplatin in head and neck cancer：A systematic review of literature and meta-analysis. Oral Oncol, **76**：52-60, 2018.

62）Bonner JA, Harari PM, Giralt J, et al：Radiotherapy plus cetuximab for squamous-cell carcinoma of the head and neck. N Engl J Med, **354**(6)：567-578, 2006.

63）Bonner JA, Harari PM, Giralt J, et al：Radiotherapy plus cetuximab for locoregionally advanced head and neck cancer：5-year survival data from a phase 3 randomised trial, and relation between cetuximab-induced rash and survival. Lancet Oncol, **11**(1)：21-28, 2010.

64）Mehanna H, Robinson M, Hartley A, et al：Radiotherapy plus cisplatin or cetuximab in low-risk human papillomavirus-positive oropharyngeal cancer(De-ESCALaTE HPV)：an open-label randomised controlled phase 3 trial. Lancet, **393**(10166)：51-60, 2019.
Summary HPV 陽性の中咽頭がんを対象に，BRT の CRT に対する毒性軽減を検証した第Ⅲ相試験である．BRTは毒性軽減の点におけるメリットはなく，生存期間や再発率などにおいても CRT に比べ劣っていた.

65）Gebre-Medhin M, Brun E, Engström P, et al：ARTSCAN Ⅲ：A Randomized Phase Ⅲ Study Comparing Chemoradiotherapy With Cisplatin Versus Cetuximab in Patients With Locoregionally Advanced Head and Neck Squamous Cell Cancer. J Clin Oncol, **39**(1)：

38-47, 2021.

66）Denis F, Garaud P, Bardet E, et al：Final results of the 94-01 French Head and Neck Oncology and Radiotherapy Group randomized trial comparing radiotherapy alone with concomitant radiochemotherapy in advanced-stage oropharynx carcinoma. J Clin Oncol, **22**(1)：69-76, 2004.

67）Bourhis J, Sire C, Graff P, et al：Concomitant chemoradiotherapy versus acceleration of radiotherapy with or without concomitant chemotherapy in locally advanced head and neck carcinoma(GORTEC 99-02)：an open-label phase 3 randomised trial. Lancet Oncol, **13**(2)：145-153, 2012.

68）Armand JP, Couteau C：Chemotherapy in head and neck cancer. Eur J Cancer, **31**(5)：819-822, 1995.

69）Forastiere AA, Metch B, Schuller DE, et al：Randomized comparison of cisplatin plus fluorouracil and carboplatin plus fluorouracil versus methotrexate in advanced squamous-cell carcinoma of the head and neck：a Southwest Oncology Group study. J Clin Oncol, **10**(8)：1245-1251, 1992.

70）Jacobs C, Lyman G, Velez-García E, et al：A phase Ⅲ randomized study comparing cisplatin and fluorouracil as single agents and in combination for advanced squamous cell carcinoma of the head and neck. J Clin Oncol, **10**(2)：257-263, 1992.

71）Vermorken JB, Mesia R, Rivera F, et al：Platinum-based chemotherapy plus cetuximab in head and neck cancer. N Engl J Med, **359**(11)：1116-1127, 2008.

72）Burtness B, Harrington KJ, Greil R, et al：Pembrolizumab alone or with chemotherapy versus cetuximab with chemotherapy for recurrent or metastatic squamous cell carcinoma of the head and neck(KEYNOTE-048)：a randomised, open-label, phase 3 study. Lancet, **394**(10212)：1915-1928, 2019.

73）Nebhan CA, Cortellini A, Ma W, et al：Clinical Outcomes and Toxic Effects of Single-Agent Immune Checkpoint Inhibitors Among Patients Aged 80 Years or Older With Cancer：A Multicenter International Cohort Study. JAMA

Oncol, **7**(12)：1856-1861, 2021.

Summary 年齢中央値が 80 歳を超える高齢者がん患者を対象とした大規模な多施設後方視的研究において，免疫 CP 阻害薬単独治療の有用性が確認された．

74) Ferris RL, Blumenschein G Jr, Fayette J, et al：Nivolumab for Recurrent Squamous-Cell Carcinoma of the Head and Neck. N Engl J Med, **375**(19)：1856-1867, 2016.

75) Fukuda N, Yunokawa M, Fujiwara Y, et al：Comparison of the efficacy and safety of the EXTREME regimen for treating recurrent or metastatic head and neck squamous cell carcinoma in older and younger adult patients. Cancer Rep(Hoboken), **4**(2)：e1322, 2021.

76) Tahara M, Kiyota N, Yokota T, et al：Phase Ⅱ trial of combination treatment with paclitaxel, carboplatin and cetuximab(PCE)as first-line treatment in patients with recurrent and/or metastatic squamous cell carcinoma of the head and neck(CSPOR-HN02). Ann Oncol, **29**(4)：1004-1009, 2018.

77) Tsakonas G, Specht L, Kristensen CA, et al：Randomized Phase Ⅱ Study with Cetuximab in Combination with 5-FU and Cisplatin or Carboplatin vs. Cetuximab in Combination with Paclitaxel and Carboplatin for Treatment of Patients with Relapsed or Metastatic Squamous Cell Carcinoma of the Head and Neck (CETMET Trial). Cancers(Basel), **12**(11)：1310, 2020.

78) Hitt R, Irigoyen A, Cortes-Funes H, et al：Phase Ⅱ study of the combination of cetuximab and weekly paclitaxel in the first-line treatment of patients with recurrent and/or metastatic squamous cell carcinoma of head and neck. Ann Oncol, **23**(4)：1016-1022, 2012.

79) Szturz P, Seiwert TY, Vermorken JB：How Standard Is Second-Line Cetuximab in Recurrent or Metastatic Head and Neck Cancer in 2017. J Clin Oncol, **35**(20)：2229-2231, 2017.

80) Tahara M, Minami H, Hasegawa Y, et al：Weekly paclitaxel in patients with recurrent or metastatic head and neck cancer. Cancer Chemother Pharmacol, **68**(3)：769-776, 2011.

81) Li D, Sun CL, Kim H, et al：Geriatric Assessment-Driven Intervention(GAIN)on Chemotherapy-Related Toxic Effects in Older Adults With Cancer：A Randomized Clinical Trial. JAMA Oncol, **7**(11)：e214158, 2012.

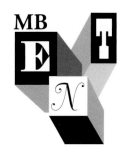

◆特集・高齢者の頭頸部癌治療—ポイントと治療後のフォローアップ—

免疫療法

西村　在[*1]　横田知哉[*2]

Abstract 　近年の悪性腫瘍に対する薬物療法では，従来の殺細胞性抗癌剤，分子標的薬治療に加えて免疫チェックポイント阻害薬(immune checkpoint inhibitor；ICI)による免疫療法が治療の選択肢に加わったことで，治療戦略は大きく変化しつつある．頭頸部癌においても，再発・転移扁平上皮癌に対する治療として ICI を含むレジメンが治療選択肢に加わったのも記憶に新しい．ICI は，その薬理作用から特有の免疫関連有害事象(immune-related adverse event；irAE)を起こすことが知られている．irAE はひとたび発症するとマネジメントに苦慮することが多いが，必ずしも発症率が高いとはいえず従来の抗癌剤治療と比べると安全に治療を行える場合が多い．
　近年，がん患者の高齢化が進みつつある中で，頭頸部癌患者の年齢層も高まりつつあり，75 歳以上の患者も珍しくない．したがって，高齢者を対象とした薬物療法の治療効果，有害事象の発症率，マネジメントについて熟知する必要がある．本稿では，高齢者を対象とした ICI の適応，治療効果と有害事象の対応について解説する．

Key words 　頭頸部癌(head and neck cancer)，高齢者(elderly patient)，免疫チェックポイント阻害薬(immune checkpoint inhibitor；ICI)，免疫関連有害事象(immune-related adverse event；irAE)，高齢者総合機能評価(comprehensive geriatric assessments)

はじめに

CheckMate-141 試験ではプラチナ製剤不応の再発・転移頭頸部扁平上皮癌を対象にニボルマブの有効性が示された[1]．次いで，プラチナ製剤に感受性のある再発・転移頭頸部扁平上皮癌においても KEYNOTE-048 試験でペムブロリズマブの有効性が示された[2]．これらの試験結果から，再発・転移頭頸部扁平上皮癌の薬物療法において ICI 単独，もしくは ICI と殺細胞性抗癌剤の併用が標準治療として位置づけられ，ICI は頭頸部癌におけるキードラッグとなっている．

これらの 2 試験では対象患者の組み入れ基準に年齢の上限は設定されておらず，CheckMate-141 試験のサブグループ解析では，高齢者群における治療効果と有害事象について報告された[3]．また，

高齢者における ICI 療法において，有害事象や QOL の変化に関する後方視的研究がいくつか報告されている．これらの結果を示しつつ，高齢者における ICI 療法の適応とマネジメントについて記す．

高齢者における ICI の治療効果

1．ICI 単独

高齢者における ICI 単独療法の治療効果について，いくつかの試験および研究結果を示す．CheckMate-141 試験のサブグループ解析では，65 歳以上でもニボルマブ投与群は研究者治療選択群と比較して，統計学的有意差はないものの全生存期間(OS)の延長が示された[3]

KEYNOTE-048 試験のサブグループ解析では，CPS(combined positive score)≥1 のグループに

[*1] Nishimura Ari，〒 411-8777 静岡県駿東郡長泉町下長窪 1007　静岡県立静岡がんセンター消化器内科
[*2] Yokota Tomoya，同，医長

表 1. ICI 単独療法の高齢者における治療効果

著者	年齢	全生存期間	無増悪生存期間
Saba ら[3] CheckMate-141 試験 サブグループ解析	65 歳未満 （ニボルマブ vs. 既存治療）	中央値 8.2 ケ月 vs. 4.9 ケ月 HR：0.63 95%CI 0.47-0.84	中央値 2.0 ケ月 vs. 2.7 ケ月 HR：0.96 95%CI 0.71-1.30
	65 歳以上 （ニボルマブ vs. 既存治療）	中央値 6.9 ケ月 vs. 6.0 ケ月 HR：0.75 95%CI 0.51-1.12	中央値 2.1 ケ月 vs. 2.0 ケ月 HR：0.74 95%CI 0.49-1.11
	70 歳以上 （ニボルマブ vs. 既存治療）	中央値 4.8 ケ月 vs. 4.6 ケ月 HR：0.91 95%CI 0.52-1.60	中央値 2.1 ケ月 vs. 2.3 ケ月 HR：1.0 95%CI 0.57-1.75
Burtness ら[2] KEYNOTE-048 試験 サブグループ解析 （CPS≧1）	65 歳未満	HR：0.74 95%CI 0.58-0.94	報告なし
	65 歳以上	HR：0.71 95%CI 0.51-0.98	報告なし
Saleh ら[4]	70 歳以上 vs. 70 歳未満	中央値 9.7 ケ月 vs. 8.7 ケ月 HR：1.03，95%CI 0.72-1.47 P=0.87	中央値 2.7 ケ月 vs. 1.9 ケ月 HR：0.82，95%CI 0.60-1.12 P=0.21
近藤ら[5]	65 歳以上 vs. 65 歳未満	中央値 8.6 ケ月 vs. 9.7 ケ月 1 年 OS 29.4% vs. 42.0% P=0.36	中央値 4.2 ケ月 vs. 3.0 ケ月 1 年 PFS 27.0% vs. 30.0% P=0.53

HR：ハザード比，95%CI：95%信頼区間，OS：全生存期間，PFS：無増悪生存期間

おいて，ペムブロリズマブ単独投与群はセツキシマブ併用化学療法群と比べて，65 歳以上の患者群でも 65 歳未満のグループと同様に OS の有意な改善を認めた[2]．

また，実地臨床における報告でも，フランスにおける再発・転移頭頸部扁平上皮癌を対象とした ICI を用いた治療に関する多施設後方視的観察研究において，ICI の治療効果は 70 歳以上と 70 歳未満のグループ間で OS に有意差は認められなかった[4]．本邦におけるニボルマブ療法の 65 歳以上と 65 歳未満の治療効果と有害事象の違いについて検証した多施設後方視的観察研究でも，OS，無増悪生存期間（PFS），客観的奏効割合（ORR），病勢制御割合（DCR）について，若年者と高齢者で有意な差は認められなかった[5]．以上の結果を表 1 に示す．

以上をまとめると，ICI は高齢者であっても若年者と遜色のない治療効果が期待されると考えられる．

2．ICI と殺細胞性抗癌剤の併用療法

KEYNOTE-048 試験では，頭頸部扁平上皮癌に対する ICI と殺細胞性抗癌剤の併用療法とし

表 2. ICI と殺細胞性抗癌剤の併用療法の高齢者における治療効果

著者	年齢	全生存期間
Burtness ら[2] KEYNOTE-048 試験 サブグループ解析 （全患者群）	65 歳未満	HR：0.84 95%CI 0.67-1.05
	65 歳以上	HR：0.55 95%CI 0.40-0.75

HR：ハザード比，95%CI：95%信頼区間

て，シスプラチン（またはカルボプラチン）+5-FU+ペムブロリズマブ療法の有効性が示されている．サブグループ解析において 65 歳以上の群と 65 歳未満の群の比較では，高齢者のほうが治療効果は大きい傾向がみられた[2]（表 2）．

しかし，KEYNOTE-048 試験の他には後方視的観察研究を含めて高齢者に対する併用療法に関する報告はなく，リアルワールドにおける ICI と殺細胞性抗癌剤の併用療法の治療効果の高齢者における有効性および安全性については明らかではない．

高齢者における irAE

CheckMate-141 試験のニボルマブ投与群では，高齢者と若年者の間に irAE の発生割合に大きな

表 3. 高齢者における irAE の発現割合

著者	年齢	有害事象発生割合	
		全 Grade	Grade 3〜4
Saba ら[3] CheckMate-141 試験 サブグループ解析	65 歳以上 vs. 65 歳未満	57.4% vs. 63.7%	13.2% vs. 16.1%
	70 歳以上	48.4%	9.7%
近藤ら[5] ニボルマブ単独療法	65 歳以上 vs. 65 歳未満	58.2% vs. 47.2%	14.9% vs. 8.2%
Paderi ら[6] ICI 単独療法 (ニボルマブ, ペムブロリズマブ, アテゾリズマブ)	70 歳以上 vs. 70 歳未満	44.9% vs. 64.9%	37.8% vs. 32.5%

差異は認められず, 70 歳以上の群のみに注目しても発生割合は遜色のない結果であった[3]. また, 本邦における後方視的観察研究でも, 65 歳以上と 65 歳未満では, ニボルマブ投与による irAE の発生割合に差は認められなかった[5]. また, 非小細胞肺癌と悪性黒色腫を対象とした研究ではあるが, 高齢者における ICI 単独療法(ニボルマブ, ペムブロリズマブ, アテゾリズマブ)の有効性・安全性を検討した後方視的観察研究では, irAE 全体の発生割合はむしろ若年者のほうが高く, Grade 3 以上の irAE の発生割合は年齢により差はなかった. また, Grade 3 以上の irAE に対するステロイドの投与量と投与期間についても差はなかった[6].

irAE の内訳として, 間質性肺臓炎(interstitial lung disease；ILD)は若年者のほうが発症割合が高く[5], irAE 皮膚炎は高齢者のほうが発症割合が高かったとの報告もある[6]. 以上の結果を表 3 に示す.

以上の報告の結果をまとめると, irAE の発現頻度と重症度は年齢による影響は小さいといえるだろう.

高齢者における ICI 療法の適応

ICI 療法は irAE の出現頻度が低いため, 高齢者に対しても, 重篤な有害事象が発現することなく治療を行えることが多い. しかし, 高齢者は若年者と比較して加齢による様々な生理的予備能の衰えがみられ, 全身状態が不良である場合が多い[7]. また, irAE では ILD, 内分泌障害, 肝機能障害, 大腸炎など, 殺細胞性抗癌剤とは異なった臓器障害がみられ, ICI 療法終了後に時間が経過した後

であっても irAE は遅発性に発生する場合もある. さらに, irAE が生じた際には臓器障害に対応した治療が必要であり, 場合によっては長期の治療を要することや致命的となることもある. したがって, ICI 療法では irAE の発現頻度が低いという観点のみから, ECOG performance status (ECOG PS)2 以上などの全身状態のよくない症例に安易に投与すべきではない. 治療の適応を考えるにあたっては, 患者の状態を適切に評価することに加えて, irAE のリスクや irAE の症状・対応について患者や家族に対する教育を十分に行い, サポート体制を確認する必要がある.

また, 日常臨床では治療前の身体状態の評価指標として ECOG PS や karnofsky performance status(KPS)が多く用いられている. しかし, 家族のサポート体制が不十分な症例や併存疾患を有している症例において, ECOG PS や KPS では本来の身体的・精神的・社会的機能を適切に評価できない場合がある[8)9)]. 国際的なガイドラインでは, より詳細に身体的・精神的・社会的機能を評価するために, すべての高齢者のがん患者に対して高齢者総合機能評価(CGA)を用いることを推奨している[10)]が, CGA の評価は項目が多く複雑であるため多くの時間と労力を要する. そのため, CGA を元に G8 と呼ばれるスクリーニングツールが開発され, JCOG(日本臨床腫瘍グループ)や EORTC(ヨーロッパの臨床試験グループ)などの研究組織では高齢者に関するがん治療の研究において, G8(表 4)を用いた高齢者機能評価の実施を推奨している. 高齢者の ICI を含む薬物療法の治療適応を判断する際, このようなスクリーニング

表 4. G8 スクリーニングツール

	質問項目	該当回答項目	点数
	G8 Screening tool		
A	過去3ヶ月で食欲不振，消化器系の問題，そしゃく・嚥下困難などで食事量が減少しましたか	0：著しい食事量の減少 1：中等度の食事量の減少 2：食事量の減少なし	
B	過去3ヶ月で体重の減少はありましたか	0：3kg以上の減少 1：わからない 2：1〜3kgの減少 3：体重減少なし	
C	自力で歩けますか	0：寝たきりまたは車いすを常時使用 1：ベッドや車いすを離れられるが，歩いて外出できない 2：自由に歩いて外出できる	
E	神経・精神的問題の有無	0：高度の認知症または鬱状態 1：中程度の認知障害 2：精神的な問題なし	
F	BMI値	0：19未満 1：19以上21未満 2：21以上23未満 3：23以上	
H	1日に4種類以上の処方薬を飲んでいますか	0：はい 1：いいえ	
P	同年齢の人と比べて，自分の健康状態をどう思いますか	0：良くない 0.5：わからない 1：同じ 2：良い	
	年齢	0：86歳以上 1：80〜85歳 2：80歳未満	
		合計点数（0〜17）	

合計点数≦14で機能低下あり

（文献11より）

ツールによる機能評価が有用である.

フォローアップ

　ICIによるirAEの多くは投与後から6ヶ月以内に生じることが多いが，投与後1年以上経過した後に発症するものや，長期にわたって臓器障害が持続するものも報告されている[12)13)]. しかし，ICIを含む緩和的薬物療法後に病勢の進行により通院困難となり，ホスピスや在宅療養，近隣医療施設にフォローアップを依頼することも多い. 在宅医や緩和診療医に情報提供を行う際には，遷延しているirAEのマネジメントやirAEが遅発性に生じる可能性についても情報共有を行うことが重要である.

まとめ

　ICI療法では治療効果や有害事象について若年者と高齢者の間に大きな差はなく，ICI療法の適応を判断するうえで年齢の重要性は低いといえるだろう. しかし，高齢者は若年者と比べ治療開始時点で身体的・精神的および社会的機能が低下していることがあるため，高齢のがん患者に対するICIの治療適応はより慎重に判断すべきである.

文　献

1) Ferris RL, Blumenschein G, Fayette J, et al：Nivolumab for Recurrent Squamous-Cell Carcinoma of the Head and Neck. N Engl J Med,

375：1856-1867, 2016. https://doi.org/10.1056/nejmoa1602252

Summary 再発・転移頭頸部扁平上皮癌においてニボルマブ療法は既存治療と比べ予後を改善した.

2）Burtness B, Harrington KJ, Greil R, et al：Pembrolizumab alone or with chemotherapy versus cetuximab with chemotherapy for recurrent or metastatic squamous cell carcinoma of the head and neck（KEYNOTE-048）：a randomised, open-label, phase 3 study. Lancet, **394**：1915-1928, 2019. https://doi.org/10.1016/s0140-6736（19）32591-7

3）Saba NF, Blumenschein G, Guigay J, et al：Nivolumab versus investigator's choice in patients with recurrent or metastatic squamous cell carcinoma of the head and neck：Efficacy and safety in CheckMate 141 by age. Oral Oncol, **96**：7-14, 2019. https://doi.org/10.1016/j.oraloncology.2019.06.017

Summary CheckMate-141 試験における高齢者のサブグループ解析で，高齢者と若年者の治療効果に差がないことを示した.

4）Saleh K, Auperin A, Martin N, et al：Efficacy and safety of immune checkpoint inhibitors in elderly patients（≥70 years）with squamous cell carcinoma of the head and neck. Eur J Cancer, **157**：190-197, 2021. https://doi.org/10.1016/j.ejca.2021.08.030

Summary 頭頸部癌治療における高齢者のICI療法の効果と安全性について，若年者と差がみられなかった.

5）Kondo T, Okamoto I, Sato H, et al：Age-based efficacy and safety of nivolumab for recurrent or metastatic head and neck squamous cell carcinoma：A multicenter retrospective study. Asia-Pac J Clin Oncol, **16**：340-347, 2020. https://doi.org/10.1111/ajco.13374

6）Paderi A, Fancelli S, Caliman E, et al：Safety of Immune Checkpoint Inhibitors in Elderly Patients：An Observational Study. Curr Oncol, **28**：3259-3267, 2021. https://doi.org/10.3390/curroncol28050283

Summary 免疫チェックポイント阻害薬の高齢者における有害事象について，若年者と差は認めなかった.

7）Weiss CO：Frailty and chronic disease in older adults. Clin Geriatr Med, **27**(1)：39-52, 2011. http://dx.doi.org/10.1016/j.cger.2010.08.003

8）Reppeto L, Fratino L, Audisio RA, et al：Comprehensive geriatric assessment adds information to Eastern Cooperative Oncology Group performance status in elderly cancer patients：an Italian Group for Geriatric Oncology Study. J Clin Oncol, **20**(2)：494-502, 2002. http://doi.org/10.1200/JCO.2002.20.2.494

9）Jolly TA, Deal AM, Nyrop KA, et al：Geriatric assessment-identified deficits in older cancer patients with normal performance status. Oncologist, **20**(4)：379-385, 2015. http://doi.org/10.1634/theoncologist.2014-0247

10）NCCN Clinical Practice Guidelines in Oncology, Older Adult Oncology, version 1.2021-May 24.2021.

Summary 高齢者におけるがん治療において，機能評価にCGAを用いることを推奨する.

11）JCOG高齢者研究委員会：推奨高齢者機能評価ツール. http://www.jcog.jp/basic/org/committee/A_040_gsc_20210517.pdf

12）Ghisoni E, Wicky A, Bouchaab H, et al：Late-onset and long-lasting immune-related adverse events from immune checkpoint-inhibitors：An overlooked aspect in immunotherapy. Eur J Cancer, **149**：153-164, 2021. https://dor.org/10.1016/j.ejca.2021.03.010

13）Dolladille C, Ederhy S, Allouche S, et al：Late cardiac adverse events in patients with cancer treated with immune checkpoint inhibitors. J Immunother Cancer, **8**(1)：e000261, 2020. http://doi.org/10.1136/jitc-2019-000261

MB ENT, 272：20-27, 2022

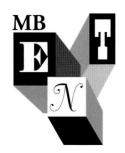

◆特集・高齢者の頭頸部癌治療─ポイントと治療後のフォローアップ─

頭頸部癌治療後の嚥下機能

平松真理子*

Abstract 嚥下障害は，腫瘍そのものによる嚥下障害，手術後遺症，放射線治療による晩期障害，栄養状態悪化による嚥下機能低下など様々な原因で起こる．高齢者の場合，これらに加え，もともとの嚥下機能が悪く，治療を行い，より重篤な嚥下障害をきたしうる．治療前後の嚥下機能評価，手術時の嚥下改善手術の是非，リハビリテーションなどを一元化して行うことが重要である．それぞれの利点，欠点，適応を中心に説明をする．

Key words 頭頸部癌治療後嚥下障害（dysphagia after head and neck cancer treatment），高齢者（elderly），嚥下リハビリテーション（swallowing rehabilitation）

はじめに

日本の社会全体の高齢者人口が急速に増加している．2021年11月現在65歳以上の人口は全人口の29.1%，75歳以上の人口は15.1%となっている．2060年には，65歳以上の人口が40%近い水準になると推計されている[1]．

このような超高齢化社会を迎えようとする現代において，高齢者の癌治療に対してどう取り組むかは非常に重要な問題である．

高齢者の嚥下の特徴

唾液分泌低下と組成の変化，口腔内常在菌叢の変化，咀嚼力の低下，嚥下能力の低下（高次脳機能，球麻痺，知覚低下，筋力低下，解剖学的変化など），喉頭反射の低下（健常人でも50%に低下），咳嗽反射の低下，喀出効率の低下（筋力低下，気道の閉塞性変化，肺過膨張，喀痰の粘稠化）などがある．

高齢者の嚥下の特徴として，忘れてはいけないことは食事中や食後の「ムセ」がなくても誤嚥をしている可能性があることである．食事中のム

セ，声の湿性変化，咳などがあると誤嚥していると思われるが，それらの症状がなくても嚥下機能の評価をする必要がある．

嚥下障害の評価

1．スクリーニング

問診，診察，嚥下内視鏡検査，嚥下造影検査を行う．

問診は，家族構成，日常の食事形態，栄養状態などの聴き取りを行う．摂食嚥下障害に関連したスクリーニングとして聖隷式嚥下質問紙（Eating Assessment Tool-10；EAT-10）などがあり，これらの質問紙を用いて主観的な嚥下障害の有無を確認する．

しかし，高齢者の場合，自身の嚥下障害に気づいていない（不顕性誤嚥）場合があり，前述の主観的な嚥下障害スクリーニングに加えて，客観的な嚥下障害スクリーニングを併用する必要がある．客観的なスクリーニングの中で代表的なものとして改訂水飲みテスト（modified water swallowing test；MWST），反復唾液嚥下テスト（repetitive saliva swallowing test；RSST），フードテスト

* Hiramatsu Mariko，〒466-8550 愛知県名古屋市昭和区鶴舞町65　名古屋大学医学部附属病院　患者安全推進部，病院講師

表 1. 嚥下内視鏡検査(VE)所見の兵頭スコア評価基準

---

① 喉頭蓋谷や梨状陥凹の唾液貯留
　　　0：唾液貯留がない
　　　1：軽度唾液貯留
　　　2：中等度の唾液貯留があるが喉頭腔への流入はない
　　　3：唾液貯留が高度で吸気時に喉頭腔へ流入する
② 声門閉鎖反射や咳反射の惹起性
　　　0：喉頭蓋や披裂部に少し触れるだけで容易に反射が惹起される
　　　1：反射は惹起されるが弱い
　　　2：反射が惹起されないことがある
　　　3：反射の惹起が極めて不良
③ 着色水嚥下(トロミなし 3 mL)による嚥下反射の惹起性
　　　0：着色水の咽頭流入がわずかに観察できるのみ
　　　1：着色水が喉頭蓋谷に達するのが観察できる
　　　2：着色水が梨状陥凹に達するのが観察できる
　　　3：着色水が梨状陥凹に達してもしばらくは嚥下反射が起きない
④ 着色水嚥下による咽頭クリアランス
　　　0：嚥下後に着色水残留なし
　　　1：着色水残留が軽度あるが 2〜3 回の空嚥下で wash out される
　　　2：着色水残留があり複数回嚥下を行っても wash out されない
　　　3：着色水残留が高度で喉頭腔に流入する

誤嚥：なし・軽度・高度　随伴所見：鼻咽腔閉鎖不全・早期咽頭流入・声帯麻痺 MPT　　　秒　喉頭挙上

4 点以下：経口摂取はおおむね問題なく行える
5〜8 点　：経口摂取は可能だが誤嚥のリスクがあり食餌内容の制限・気道管理・補助栄養の併用などが必要
9 点以上：経口摂取は困難・不可
☆意識レベルや認知機能は別途考慮する必要あり

(food test：FT)，咳テスト(cough test)，頸部聴診法がある．Horii らは化学療法および放射線治療は唾液分泌の低下につながり，そのため嚥下機能を評価するための RSST の精度に影響を及ぼす可能性があるとしている．また，頭頸部癌切除後のスクリーニングテストの妥当性を RSST，WST，MWST，FT および舌圧を用いて調査し，MWST の感度と特異度はそれぞれ 90％，60％，FT は 80％，80％であり，この 2 つを組み合わせることで誤嚥検出の可能性が高まると Horii，大國らは報告している[2)3)].

2．嚥下内視鏡検査

スクリーニング後に行う検査は主に 2 つあり，1 つ目は嚥下内視鏡検査(videoendoscopic evaluation of swallowing；VE)がある．VE は，非嚥下時と嚥下時両方観察が可能である．鼻咽腔閉鎖の有無，軟口蓋の運動，舌根・咽頭の動き，中下咽頭から喉頭にかけての運動性を観察する．喉頭蓋谷や梨状陥凹の唾液貯留は嚥下障害を示唆する重要な所見である．非嚥下時には，喉頭感覚を確認し，内視鏡刺激による嚥下反射やムセの有無を確

認する．VE の観察項目とその点数として兵頭スコアがある．兵頭スコアは，非嚥下時の観察項目として「喉頭蓋谷や梨状陥凹の唾液貯留の程度」および「声門閉鎖反射や咳反射の惹起性」を，嚥下時の観察項目として「嚥下反射の惹起性」および「着色水嚥下後の咽頭クリアランス」を取りあげ，それぞれ 0(正常)，1(軽度障害)，2(中等度障害)，3(高度障害)の 4 段階に分けて評価する(表 1)[4)].

2 つ目の検査は嚥下造影検査(videofluoroscopic examination of swallowing；VF)がある．VF は，口腔相，咽頭相，食道相のすべての相について嚥下障害の病態を詳細に評価可能である．特に高齢者は，不顕性誤嚥の可能性もあり，誤嚥の程度，嚥下運動のタイミング，食道入口部開大の状況などを評価する．また，誤嚥したタイミングで咳反射が出るなど嚥下反射が出るかどうかも重要な所見である．

術後に実際経口摂取する水分や食事を用いて，どの食形態が安全に食べれるか，どの食形態に課題があるかを観察し，場合によっては患者や家族も一緒に検査結果をみることにより，自分自身の

嚥下機能や状況の理解につながるメリットがある．VFは，大変有用ではあるが，放射線装置が必要であること，リクライニングチェアなどがない場合は立位での検査しか行えず，食事と同じ環境下で行えない場合もある．重症な嚥下障害を認める場合，造影剤の誤嚥による肺炎のリスクを伴うこと，検査そのものに放射線被曝があることが問題点であることを忘れてはいけない．Scharitzerらは，咽頭癌，喉頭癌の放射線治療中もしくは治療終了直後の患者の誤嚥評価にはVFのほうが有効だとしている[5]．

治療別嚥下障害の注意点

頸部癌の治療は，近年，臓器温存と機能温存をめざした化学放射線同時併用療法が選択されることがある．この際に，よく考慮すべきことは臓器温存が可能であってもそれは機能温存につながらない場合があることである．治療中から治療後にわたり数ヶ月間経口摂取が困難となり，それをきっかけに嚥下障害が発症する可能性がある．咽頭部に対する放射線治療もしくは化学放射線治療は粘膜組織や筋組織に変化が起こり，粘膜炎や口腔乾燥，味覚障害，開口障害，浮腫などが起こる．それらは治療中および治療後にも嚥下障害をもたらす[6)~8)]．

1．手　術
1）口腔癌

口腔癌の場合は，舌可動部半切や舌亜全摘術において遊離皮弁を用いているため，口腔内保持が悪くなる．一般的には可動部舌が半分以上残っていれば，嚥下，構音ともに機能は保持されるがそれ以上に大きく切除を行うと咽頭クリアランスは低下する．舌下神経の合併切除を要する場合，機能障害は重症となる．残存舌や舌根の機能強化が必要となるが口腔内保持ができず，咽頭へ食塊が落ちる際に誤嚥をきたす場合は喉頭全摘出術を同時に行う必要がある．喉頭全摘出術が必要にならなくとも，対側に切除が及ぶ場合，舌骨上筋群の合併切除を行う場合には，喉頭挙上術を考慮する

必要がある．

嚥下改善手術は近年一期的に行うことが多い[9)]．嚥下改善手術を行う適応は以下に述べる．

（1）喉頭挙上術
① 絶対適応

舌・口腔癌における拡大切除における絶対適応は喉頭を挙上する構造の喪失である．両側の舌骨上筋群の切除（あるいはその支配神経の切除），下顎骨区域切除（正中を超える場合）では，舌骨・喉頭を挙上する構造を喪失するため，絶対的な適応である．

② 相対的適応

放射線治療の既往や高齢者，術前嚥下機能検査で喉頭感覚の低下や嚥下惹起遅延，喉頭挙上筋の筋力低下がみられる場合は相対的適応としてよい．また，高齢者などで代償的嚥下法の学習困難が予想される場合も相対的適応である．

（2）輪状咽頭筋切断術
① 絶対適応

舌根の広範囲切除，中咽頭側壁・上壁まで切除が及ぶ場合，咽頭レベルでの圧形成不全をきたすため，絶対適応となる．ただし，年齢が若い，あるいは元々の嚥下機能が良好な場合は必ずしも必要としない．

② 相対的適応

放射線治療後の救済手術や，高齢者で術前より咽頭圧形成不全が疑われる場合は，適応を検討する[10)]．

2）中咽頭癌

中咽頭の拡大切除を行うと口腔期と咽頭期の両方に影響を及ぼす．軟口蓋合併切除を行うと鼻咽腔閉鎖不全をきたしやすく，咽頭の嚥下圧が下がり，食道入口部が広がらない．舌根の切除を行うと舌運動の障害をきたし，舌根や咽頭後壁，側壁などの切除を行うと咽頭圧が保てなくなりやすい．嚥下圧が保てないと考える場合，輪状咽頭筋切除術が有効である．また，再建時に咽頭圧形成が保ちやすいように咽頭粘膜の縫縮，舌根縫縮を行い咽頭圧がかかりやすくする工夫をし，皮弁の

大きさも大きすぎないように工夫をするとよい.

3）下咽頭癌

下咽頭癌は T1, 2 であれば放射線療法, 化学療法および両者を行うことが多いが, T3 以上の進行癌は下咽頭喉頭頸部食道摘出術を要する. 再建には, 遊離空腸再建が主な再建方法であるが, その他, 前腕皮弁なども選択肢となりえる. 喉頭全摘を含む手術を行えば誤嚥をすることはないが, 空腸の蠕動運動や吻合部の狭窄などにより嚥下圧が保たれず嚥下障害が起こることがある. また, ルビエール郭清を行ったり, 中咽頭を広く摘出すると, 鼻咽腔閉鎖不全をきたしやすくなる. ELPS(endoscopic laryngeal-pharyngeal surgery)を代表とされるような下咽頭表在癌の治療においては多くの症例は高齢者であっても嚥下機能を保つことが多いが, 広範囲な切除や術前の嚥下機能によっては嚥下機能の低下を伴う事例がある. 術前にこの辺りはきちんと評価し適切な治療方法を検討すべきである.

4）喉頭癌

喉頭癌においては喉頭全摘手術や喉頭のみに放射線を行う場合は, 一般的に高齢者であっても良好な嚥下機能であることが多い. 喉頭部分切除術は嚥下機能が良好であれば選択肢となりえるが, 高齢者の場合, 術後のリハビリテーションに長期間を要したり, 場合によっては遅発性に嚥下障害が出現することにより後に喉頭全摘出術が必要となることがある.

2．放射線治療

放射線治療では治療中の粘膜炎や痛みによる嚥下困難, 放射線治療終了後ある一定の時間が経過したのちに起こる晩期障害の嚥下障害がある.

放射線治療における嚥下機能障害は, 主に唾液分泌低下, 筋力低下, 筋組織の線維化などによる嚥下圧の低下, 気道防御機能の低下が複合的にかかわり, 嚥下障害をきたしうる. 小澤らは, 喉頭癌における放射線治療は, 喉頭感覚は低下するが, 12 ヶ月後には復帰すること, 咽頭期惹起遅延には影響しないことを報告している[11].

特に, 口腔癌や中咽頭癌では照射中に高度の粘膜炎をきたし, 経口摂取困難となる事例が多い. 事前に胃瘻を増設し, 食事困難時に使用し, 栄養状態を維持することは大切である. しかしながら, 高齢者は長期間経口摂取を行わない時期があるとその後, 経口摂取を開始しても胃瘻から離脱できなくなりやすい. そのため, 胃瘻の使用中も可能な限り少量でも経口摂取を行い, 経口摂取を行わない時期は短いほうが望ましいと考える.

3．薬物治療

根治治療の場合は放射線治療と併用することが多いが, 放射線単独治療と比較して抗癌剤を併用すると粘膜炎はより強く起こり, 治療後の嚥下障害は高頻度となる.

嚥下障害に対する治療

1．リハビリテーション

頭頸部癌の嚥下障害へのリハビリテーション治療は, 原発の部位, 治療方法によって異なるが, 治療前より患者本人の嚥下機能を評価しておくことは重要である. 高齢者の場合, 本人の自覚はないが嚥下機能が悪かったり不顕性誤嚥をきたしていることがある. また, 認知機能に問題があり嚥下訓練が十分に行えるかどうか, 家族などの協力があるかなどを事前に調べることも大切である.

嚥下訓練を始める前に, 口腔内の清掃を行い, 口腔内を清潔に保つ. また, 栄養状態においては栄養管理を十分に行うことが大切である.

主に頭頸部癌治療前後に行われる嚥下訓練について説明をする.

関節訓練は, 誤嚥のリスクがある場合, 術直後経口摂取禁止の時期には関節訓練を中心に行う. 直接訓練は, 実際に水分, 食物を摂取することにより嚥下訓練を行う方法である. 嚥下時の姿勢, 方法, 食形態の調節の3つが主な目的である. それぞれの訓練については言語聴覚士が実際のリハビリテーションを行いながら, 方法などを主治医と相談していく形になる. 主な訓練法について表2にまとめた[12].

表 2. 訓練法のまとめ（2014 版）

関節/直接	訓練名	意義	主な対象	方法
関節訓練	頸部可動域訓練	・頸部の拘縮予防・改善 ・頸部周囲筋のリラクゼーション	・頸部郭清術など頸部可動域制限を認める術後 ・放射線治療後の頸部拘縮を認める症例	患者自身で頸部の屈曲進展・回旋・傾屈を行う．もしくは徒手にて痛みが生じない範囲で頸部を各方向へ介助および訓練を行う
	口唇・舌・頬の訓練	準備期・口腔期の機能向上	口腔癌	口唇：基礎訓練として第1指と第2指で上口唇に対して伸展と収縮を繰り返す．下口唇に対しても同様に行う 舌：突出，挙上，側方などを他動運動，自動運動，抵抗運動と組み合わせて行う．他動・自動運動ともに視覚的にフィードバックできる場合は鏡を用いて行う 頬：他動運動，自動運動を組み合わせながらゆっくり開口・閉口，下顎の前進・後退，左右に動かす
	口唇閉鎖訓練，口唇訓練	口唇周囲の筋（主に口輪筋）の緊張や運動能を向上させる	・舌下神経麻痺症例 ・口唇癌術後	・受動的訓練は手指で口唇周囲をつかんだり押し上げたり（下げたり）などする ・自主訓練は，口唇運動能によって ① 自動介助運動，② 自動運動（口唇伸展，口唇突出，口角引き），③ 抵抗（負荷）運動を行う．抵抗（負荷）運動は舌圧子・木べら・ストロー・定規などを口唇で挟んで保持する ※麻痺側の筋力は改善されない．自主訓練を行う際は，健側の運動を抑制して患側の運動を集中的に行う方法が有効である（constraint-induced movement therapy：CI therapy, CIMT）
	舌抵抗訓練	等尺性筋収縮を要求する抵抗運動により舌の筋力を増強し，舌の容積も増大させることで，舌による食塊の送り込みや口腔，咽頭内圧を高めることを目指す	舌癌術後	舌を口蓋に対して押し付けたり，舌圧子を用いて舌に負荷をかけるような抵抗運動を行ったりする
	氷を用いた訓練（氷なめ訓練）	口に含んだ氷の冷刺激によって嚥下反射を誘発する	摂食嚥下障害患者全般	小さめの氷を口に含み，溶けてきた水を飲み込んでもらう
	前舌保持嚥下訓練	咽頭期の嚥下圧生成源となる舌根部と咽頭壁の接触を強化する運動訓練	口腔癌，咽頭癌	挺舌した舌を上下切歯で軽く保持したまま空嚥下する
	チューブ嚥下訓練	チューブ（カテーテル）を繰り返し嚥下することにより，嚥下反射の惹起性を改善させ，喉頭挙上運動の速度および距離（変位量）を改善	下咽頭部分切除術，放射線治療後など嚥下反射の惹起性，嚥下運動の協調性に問題のある患者．誤嚥のリスクが高く直接訓練が困難な患者	・12～16 F 程度のフィーディングチューブを経口的に挿入し，梨状窩へ進め，嚥下させ，食道入口部を通過するようにする ・導入時には訓練者が用手的に挿入し，徐々に自力で嚥下できるようにする
	頭部挙上訓練（シャキア・エクササイズ，Shaker exercise, head raising exercise, head lift exercise）	頭頸部腫瘍術後の喉頭挙上不良を改善	喉頭の前方や上方への運動が低下しており，その結果，食道入口部の開大が減少している患者	原法1）挙上位の保持（等尺性運動）：仰臥位で肩を床につけたまま，頭だけをつま先が見えるまで高く上げる．「1分間挙上位を保持した後，1分間休む」これを3回繰り返す 原法2）反復挙上運動：同じく仰臥位で頭部の上げ下げ（up and down）を30回連続して繰り返す 杉浦ら：等張性運動としては椅子座位姿勢で，治療者が患者の額に両掌を当て，後方へ引く力に拮抗しながら頸部前屈運動を行わせる．等尺性運動では，患者に頸部前屈姿勢をとらせ，治療者が額を後方に引く力もしくは下顎を上方へ押し上げる力に拮抗して頸部前屈姿勢を5～10秒間保持させる．頭頸部腫瘍術後の筋力低下などによって Shaker 法など自動的な頭部挙上訓練が実施困難な喉頭挙上不良嚥下障害例に対しては，他動的な徒手的抵抗負荷をかけた筋力増強訓練が有効である
	ブローイング訓練（blowing exercise）	吹く動作（口腔気流）により鼻咽腔閉鎖にかかわる神経・筋群の活性化が促進される	鼻咽腔閉鎖不全により水分，食物が鼻腔逆流する患者	コップに水を入れ，ストローで静かにできるだけ長くぶくぶくと泡立つように吹く．細く裂いたティッシュペーパーを吹き飛ばす．風車をまわす，笛や巻き笛を吹く

表 2. 訓練法のまとめ (2014 版) (つづき)

関節/直接	訓練名	意義	主な対象	方法
関節訓練	冷圧刺激	前口蓋弓に冷温刺激や触圧刺激を加えることで，嚥下を誘発するための感受性を高め，実際に嚥下するときに咽頭期の誘発を高める	放射線治療などにより嚥下反射惹起不全患者	刺激子には，凍らせた綿棒，氷で冷やした間接喉頭鏡，舌圧子，スプーンなどを用い口腔咽頭境界または口蓋弓に対して冷刺激を行う
	のどのアイスマッサージ	凍らせた綿棒に水をつけ，前口蓋弓のみならず，舌後半部や舌根部，軟口蓋や咽頭後壁の粘膜面を軽くなぜたり，押したりして，マッサージ効果により嚥下反射を誘発させる	嚥下障害を持つ患者全般	凍らせた綿棒で前口蓋弓，舌後半部，舌根部，軟口蓋，咽頭後壁の粘膜面をなぜたり，押したりしてマッサージする
直接訓練	息こらえ嚥下法 (声門閉鎖嚥下法，声門越え嚥下法) 〈supraglottic swallow〉	嚥下時の誤嚥を防ぐと同時に，気管に入り込んだ飲食物を喀出する効果がある	嚥下中に誤嚥をきたす事例	飲食物を口に入れたら，鼻から大きく息を吸って，しっかり息をこらえて，鼻から軽く"んんー"と声を出したり，ハミングしたりして，飲食物を強くのみこみ，口から勢いよく息を吐く
	顎突出嚥下法	喉頭と舌骨を一つのフレームとして意図的に前方へ牽引し，食道入口部を開大する随意的嚥下法である	・食道入口部の開きが悪い症例 ・頭頸部癌治療患者全般	食塊移送のタイミングに合わせて，喉頭のフレームを頸椎から引き出す感覚で，顎 (おとがい) を前方に突き出すよう指導
	嚥下の意識化	通常，無意識に行われる嚥下を「意識化」することで嚥下運動を確実にし，誤嚥や咽頭残留を減らすと考えられている	嚥下のタイミングがずれやすい高齢者	テレビを消す．食べながら話さないなどを指導する
	頸部回旋	頸部回旋により，回旋側の梨状窩は狭くなり，非回旋側の梨状窩は広くなるという咽頭腔の形態変化により非回旋側の通過をよくする	・片側の喉頭麻痺を伴う症例 ・下咽頭癌治療後	咽頭機能の悪い側 (患側)，食道入口部の開大不全を認める側に頸部を回旋後，嚥下する
	交互嚥下	異なる性状の食塊を交互に嚥下することで残留物を除去することができる	・口腔や咽頭，食道に残留がある患者 ・放射線治療後など頭頸部癌治療患者全般	固形物と流動物を交互に嚥下させる．残留しやすい食品とゼリーやトロミつき水分などとの交互嚥下がよく行われる．水分誤嚥のない場合には水がもっとも残留が少なく，かつ残留した場合でも汚染につながらないため食事の最後には水 (ないしお茶) を嚥下する
	顎引き嚥下 (頭部・頸部屈曲位，chin down chin tuck, head down)	直接訓練や実際の食事の際の誤嚥防止や軽減を目的としている	舌根後退と咽頭収縮が不十分で喉頭蓋谷に食物が残留し，嚥下後に誤嚥が生じる患者，頸部の緊張が高い患者，嚥下反射惹起前に食物が咽頭へ流入し誤嚥する患者	「お臍を覗き込むようにして下さい」と指示し，C1〜C7 まで緩やかに屈曲させる
	鼻つまみ嚥下	鼻咽腔閉鎖不全などで嚥下時に咽頭の圧が上昇しない場合，鼻を用手的に閉鎖して鼻に圧が逃げることを防止し，咽頭残留を減少させる	軟口蓋麻痺と咽頭収縮不良に伴う鼻咽腔閉鎖不全がある患者	飲食物を口腔へ取り込んだ後，嚥下時に用手的に鼻をつまむ
	複数回嚥下，反復嚥下	一口につき複数回嚥下をすることで咽頭残留を除去し，嚥下後誤嚥を防止する	咽頭残留を認める (疑われる) 患者	一回嚥下した後，咽頭残留感の有無にかかわらず「もう一回唾を飲み込んでください」と空嚥下を指示する

(日本摂食嚥下リハビリテーション学会医療検討委員会　改訂)

2．嚥下改善手術

　頭頸部癌の手術においては一般的には腫瘍摘出を含む根治手術と同時に嚥下改善手術を行うことが多いが，一定のリハビリテーションを行っても経口摂取が行えない，誤嚥が継続する場合には，二期的に嚥下改善手術を行う場合がある．一期的に嚥下改善手術を行う場合の適応に関しては『治療別嚥下障害の注意点　1．手術』の項を参考にしていただきたい．二期的に行う場合は，1回目の手術での欠損部位や術後の嚥下機能などを総合

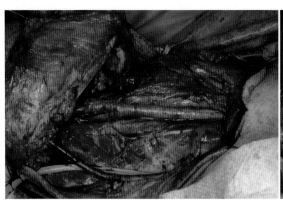

a. 喉頭挙上術前　　　　　　　　　　　　b. 喉頭挙上術後
　　　　　　　　　　　　　　　　　　前方, 頭側へ喉頭を挙上させる(矢印)

図 1. 喉頭挙上術前後の手術写真

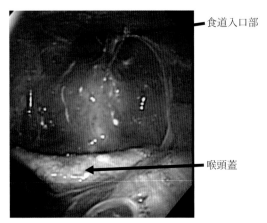

食道入口部

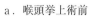

喉頭蓋

図 2. 喉頭挙上術後の内視鏡所見

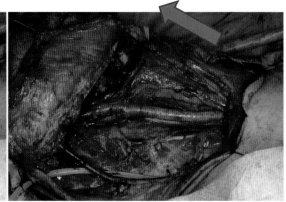

図 3. 喉頭挙上術後の VF 所見
喉頭が挙上している(矢印)

的に判断し, 決定する. 嚥下改善手術には喉頭挙上術と, 輪状咽頭筋切断術がある.

　喉頭挙上術は, 喉頭を下顎に固定することで, 喉頭が前上方に持ち上がった状態で固定される(図1). 喉頭が上がると, 喉頭蓋が倒れ, 声門がみえにくくなり, 声門への誤嚥を減らす効果がある. また, 食道入口部が広がる(図2). VF所見においても喉頭が前上方に持ち上がっていること, 食道入口部が開いていることが観察できる(図3).

まとめ

　高齢者における頭頸部癌治療は, 手術や化学放射線治療を行い根治することだけでなく, 治療後の嚥下機能をはじめとする生活の QOL についても検討をし, 治療方針を決定することが大切である. 超高齢社会を迎え, 頭頸部癌患者の平均年齢

は上昇しており, 術前から術後まで総合的にサポートする必要がある. また, 治療後年月が経過し, 遅発性に嚥下障害をきたすことがある. これもまた, 平均寿命が延びたことに寄与すると考える. 頭頸部癌治療後の嚥下機能低下に対しても同様に対応が必要である.

文　献

1) 総務省「国勢調査」及び「人口推計」, 国立社会保障・人口問題研究所「日本の将来推計人口(平成24年1月推計):出生中位・死亡中位推計」(各年10月1日現在人口)厚生労働省「人口動態統計」.
2) Horii N, Hasegawa Y, Sakuramoto-Sadakane A, et al：Validity of a Dysphagia Screening Test Following Resection for Head and Neck Cancer. Ir J Med Sci, **190**：67-77, 2021.

3) 大國生幸, 海老原 覚：がんと嚥下障害―評価を中心に―. Jpn J Rehabi Med, **58**：856-863, 2021.
Summary 癌患者の半数以上に嚥下障害が認められ, 嚥下障害に対するスクリーニング, 検査についての総説である.

4) 兵頭政光, 西窪加緒里, 弘瀬かほり ほか：嚥下内視鏡検査におけるスコア評価基準（試案）の作成とその臨床的意義. 日耳鼻会報, **113**：670-678, 2010.

5) Scharitzer M, Roesner I, Pokieser P, et al：Simultaneous radiological and fiberendoscopic Evaluation of Swallowing（"SIRFES"）in Patients After Surgery of Oropharyngeal/Laryngeal Cancer and Postoperative dysphagia. Dysphagia, **34**：852-861, 2019.

6) Ishii R, Kato K, Ohkoshi A, et al：Simultaneous evaluation of symptoms, swallowing functions, and patient-reported swallowing difficulties and their correlations with ingestion atatus during definitive chemoradiotherapy for oropharyngeal and hypopharyngeal cancer. Support Care Cancer, **29**：955-964, 2021.

7) Ishii R, Kato K, Ogawa T, et al：Poor oral intake causes enteral nutrition dependency after concomitant chemoradiotherapy for pharyngeal cancer. Eur Arch Otorhinolaryngol, **275**：1607-1611, 2018.

8) Logemann JA, Pauloski BR, Rademaker AW, et al：Swallowing disorders in the first year after radiation and chemoradiation. Head Neck, **30**：148-158, 2008.

9) Fujimoto Y, Hasegawa Y, Yamada H, et al：Swallowing function following extensive resection of oral or oropharyngeal myotomy. Laryngoscope, **117**：1343-1348, 2007.

10) 丸尾貴志：頭頸部癌・食道癌術後の嚥下障害. 耳喉頭頸, **91**：870-874, 2021.
Summary 原発部位ごとの術前術後の嚥下動態と, その改善のための嚥下改善手術などの介入方法について概説した.

11) Maruo T, Fujimoto Y, Ozawa K, et al：Laryngeal sensation and pharyngeal delay time after（chemo）radiotherapy. Eur Arch Otorhinolaryngol, **271**：2299-2304, 2018.

12) 日本摂食嚥下リハビリテーション学会医療検討委員会：訓練法のまとめ（2014 版）. 日摂食嚥下リハ会誌, **18**：55-89, 2014.

超実践！
がん患者に必要な
口腔ケア
― 適切な口腔管理でQOLを上げる ―

好評

編集 山﨑知子（宮城県立がんセンター頭頸部内科 診療科長）

2020年4月発行　B5判　120頁
定価4,290円（本体3,900円＋税）

がん患者への口腔ケアについて、重要性から実際の手技、
さらに患者からの質問への解決方法を、
医師・歯科医師・歯科衛生士・薬剤師・管理栄養士の
多職種にわたる執筆陣が **豊富なカラー写真・イラスト**、
わかりやすい **Web 動画** とともに解説！
医科・歯科を熟知したダブルライセンスの編者が送る、
実臨床ですぐに役立つ 1 冊です！

目 次

全日本病院出版会　〒113-0033 東京都文京区本郷 3-16-4　Tel：03-5689-5989
www.zenniti.com　Fax：03-5689-8030

MB ENT, 272 : 29-37, 2022

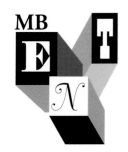

◆特集・高齢者の頭頸部癌治療—ポイントと治療後のフォローアップ—

周術期管理

今井隆之*

Abstract 日本頭頸部癌学会の悪性腫瘍登録では，頭頸部癌の新規患者中で 70 歳以上の症例が占める割合が 45%以上と示されており，頭頸部癌の手術治療を行ううえでは，そのような高齢者への手術施行適否の適切な判断と，周術期の管理方法の改善・洗練化が求められている．

外科治療の適否は暦年齢によって判断するのではなく，高齢者の身体機能，併存症，使用薬剤，認知機能，社会支援，栄養状態などの様々な状況を考慮して総合的に判断するべきである．その中で，高齢者スクリーニングツールや栄養・免疫状態の術前血液データによる指標などは一つの重要な判断材料となりえる．周術期管理方法に関してはエビデンスのある周術期管理方法をパッケージ化した ERAS プロトコルの導入が推奨される．頭頸部癌領域でも近年浸透しつつある概念であり，他癌腫の外科領域では高齢者に焦点をあてた ERAS の評価が既に行われており，ERAS 導入による「益」が示されている．

Key words 高齢患者(elderly patients)，頭頸部癌(head and neck cancer)，手術(surgery)，周術期管理(perioperative management)，高齢者機能評価(geriatric assessment)，ERAS (enhanced recovery after surgery)

はじめに

内閣府の令和 2(2020)年度高齢社会白書によると，本邦の 65 歳以上の人口割合は 28.4%であり，令和 18(2036)年には 33.3%，令和 47(2065)年には 38.4%に達すると推定され[1]，超高齢化社会の到来が予測されている．頭頸部癌では，日本頭頸部癌学会の全国悪性腫瘍登録の報告書を参照すると，2017 年，2018 年初診症例それぞれにおいて，60 歳以上が 77.4%，77.7%，70 歳以上が 46.8%，45.5%，80 歳以上が 14.7%，13.9%[2]と，高齢者がその多くを占めている．

高齢者では全身の生体機能の低下，生理的予備能の低下，認知機能の低下，サルコペニアなどの諸問題を抱えていることが多い．しかし，高齢であるという理由だけで治療，本稿においては“手術”を行わないという選択をするべきではなく，

前述のような高齢者の予備能を適切に評価したうえで，外科治療の適応の可否の判断や適応術式の選択をするべきである．また，そのような高齢者の周術期管理では，術後の回復を強化するための取り組みの工夫が非高齢者へのそれ以上に強く求められると筆者は考えている．

高齢患者の術前評価について

高齢患者に対し，元気な非高齢者と同じ標準治療を受けられるのか否か，受けられないまでも何らかの治療が可能かどうか，の判断は暦年齢ではなく，高齢者の身体機能，併存症，使用薬剤，栄養状態，認知機能，社会支援など，様々な状況を評価して検討する必要がある．

例えば，JCOG(日本臨床腫瘍研究グループ)では高齢者を，非高齢者と同じ標準治療を受けられる“fit patients”，標準治療は難しいが何らかの治

* Imai Takayuki, 〒981-1293 宮城県名取市愛島塩手字野田山 47-1 宮城県立がんセンター頭頸部外科，医療部長

表 1. G8（geriatric 8）スクリーニングツール

項目	選択肢
1. 過去3ヶ月間で食欲不振，消化器系の問題，そしゃく・嚥下困難などで食事量が減少しましたか	0：著しい食事量の減少 1：中等度の食事量の減少 2：食事量の減少なし
2. 過去3ヶ月間で体重の減少はありましたか	0：3 kg 以上の減少 1：わからない 2：1〜3 kg の減少 3：体重減少なし
3. 自力で歩けますか	0：寝たきりまたは車椅子を常時使用 1：ベッドや車椅子を離れられるが，歩いて外出できない 2：自由に歩いて外出できる
4. 精神・神経的問題の有無	0：高度の認知症または鬱状態 1：中等度の認知障害 2：精神的問題なし
5. BMI 値	0：19 未満 1：19 以上 21 未満 2：21 以上 23 未満 3：23 以上
6. 1日に4種類以上の処方薬を飲んでいますか	0：はい 1：いいえ
7. 同年齢の人に比べて，自分の健康状態をどう思いますか	0：良くない 0.5：わからない 1：同じ 2：良い
8. 年齢	0：86 歳以上 1：80〜85 歳 2：80 歳未満

療が可能な "vulnerable patients", best support care や緩和ケアを選択せざるをえない "unfit patients" に分類している[3].

前述した身体機能，併存症，栄養状態などの総合的な高齢者の機能評価（＝geriatric assessment とも呼ぶ）の中で，G8（geriatric 8）は実施時間3分程度で完遂できる，シンプルで日常臨床に比較的導入しやすい高齢者スクリーニングツールである[3][4]．身体機能，服薬状況，栄養状態，精神的問題などのドメインを含んだ8項目からなる17点満点のツールで，点数が高いほど機能が良好と判断する．8項目中3項目が栄養状態評価に関連した内容となっていることが特徴である（表1）．高齢者頭頸部癌においては，G8 のカットオフ値を12とし，12以下は頭頸部悪性腫瘍切除・遊離組織移植術の術後合併症発生の有意なリスク因子であった[5]とする報告がある．

我々は以前，頭頸部悪性腫瘍切除・遊離組織移植術を受けた188症例を対象として術後合併症発生のリスク因子の調査を行った[6]．やはり，年齢は術後合併症発生のリスク因子の候補にあたると考え，70 歳以上 69 例，70 歳未満 119 例において術後合併症発生との関連について検討したが，暦年齢は術後合併症発生のリスク因子とはならなかった．その際，PNI 40 以下のみが術後合併症，術後の創傷治癒・感染関連の合併症発生のリスク因子であることを同定している（表2）．PNI 40 以下ではすべての術後合併症，創傷治癒と感染に関連した術後合併症発生の危険性が有意に高く，それぞれリスク比が 2.6 倍，3.1 倍であった[6]．PNI とは prognostic nutritional index の略語であり，もともとは消化管悪性腫瘍において術前の免疫・栄養状態の指標として開発[7]されたものである．

PNI ＝ 血清アルブミン（g/dL）×10＋総リンパ球数（count/mm^3）×0.005

と，血清アルブミンと総リンパ球数のみから算出される非常に簡便な指標である．食道癌や胃癌などの上部消化管手術における予後推定指標となっ

表 2. 頭頸部悪性腫瘍切除・遊離組織移植術における術後合併症
発生のリスク因子評価（多変量解析）

G2 以上の合併症（Clavian-Dindo 分類）

	Odds ratio	95%CI 下限	95%CI 上限	P value
術前（C）RT あり	1.913	0.849	4.309	0.118
70 歳以上	1.855	0.951	3.620	0.070
手術時間 9h20m 以上	1.707	0.883	3.302	0.112
出血 220 mL 以上	1.419	0.740	2.723	0.293
BMI<18.5	1.093	0.483	2.472	0.830
PNI≦40	2.627	1.068	6.462	0.036

G2 以上の創傷治癒・感染関連合併症（Clavian-Dindo 分類）

	Odds ratio	95%CI 下限	95%CI 上限	P value
術前（C）RT あり	3.096	1.291	7.427	0.011
70 歳以上	1.766	0.786	3.965	0.169
手術時間 9h20m 以上	1.798	0.806	4.008	0.152
出血 220 mL 以上	1.409	0.642	3.092	0.392
BMI<18.5	1.286	0.497	3.327	0.604
PNI≦40	3.078	1.197	7.917	0.020

PNI40 以下のみが G2 以上の合併症，G2 以上の創傷治癒・感染関連合併症
発生のリスク因子である

（文献 6 より引用・改変）

ており，PNI 値 40 以下は切除・吻合禁忌とされている．頭頸部癌の術前評価として，特に術後合併症発生リスクの高い高齢者では有益な指標となると考えている．

以上のように，高齢者ではその暦年齢のみで治療を諦めるのではなく，術前の身体機能，併存症，使用薬剤，認知機能，社会支援，（特に本稿においては）栄養状態，を評価し，頭頸部悪性腫瘍切除・遊離組織移植術のような侵襲の大きな手術が可能かどうか，を総合的に判断するべきである[8]．それも担当医唯一人の判断によるのではなく，様々な視点が必要であり，多職種による介入が必須である．介入は，術前のみでなく，手術となった場合は術中，術後，退院後にも継続して，介入，支援していくことが必要である．そのような多職種による術前・術中・術後・退院後の介入を含有した周術期支援プロトコルとして enhanced recovery after surgery（ERAS）プロトコルがある．以下の項では ERAS に焦点をあてて概説する．

周術期支援（ERAS）プロトコルとは

頭頸部悪性腫瘍切除・遊離組織移植術は，術野が複数箇所に及び，手術時間も長いため，我々の扱う頭頸部外科領域の手術の中で，特に患者へ与える侵襲が高い手術である．侵襲とは「生体内の恒常性を乱す可能性のある外部からの刺激」のことを示す医療専門用語のため，患者への説明時には注意が必要である．“手術侵襲”は，手術操作そのものに伴う組織の切断，切離，焼却，損傷，止血，阻血などの直接的なもののみではなく，術後疼痛，術後悪心・嘔吐，気管内挿管・陽圧換気，術前の絶飲食や腸管洗浄などの術前処置，手術に対する不安や恐怖感など，周術期に患者が受ける，あらゆる処置や苦痛の経験のことを示す．それら手術侵襲を緩和するため，エビデンスのあるプロトコルを集約し，パッケージ化した周術期支援策が ERAS プロトコルである．その内容は術後のみではなく，術前，術中，術後，退院後までを見据えた項目によって構成されている．北欧を中心に発信された新しい周術期支援の方法で，多施設共同研究において，結腸癌の術後在院日数が通常 6〜10 日のところをわずか 2〜3 日に短縮され[9][10]一躍注目を浴びることとなった．

近年は頭頸部癌の周術期管理分野でも ERASの概念が徐々に浸透しつつあり，2017 年にはそのコンセンサスレビューが示されている[11]．最近発表された頭頸部悪性腫瘍切除・遊離組織移植術を対象とした 18 試験，2,630 症例のメタ解析では，

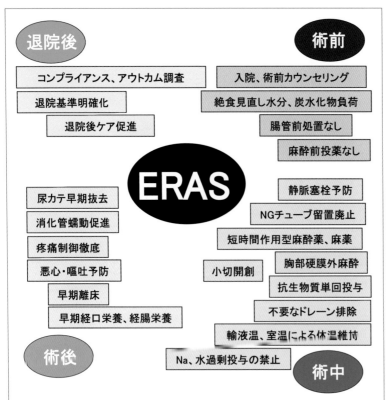

図 1.
結腸癌における ERAS 概念図

ERAS 群において術後在院日数が median differ-ence −4.36 日（95%CI：−7.54〜−1.18），創部合併症発生の相対危険度 0.41（95%CI：0.21〜0.83）であり，ERAS によって再入院や再手術が増えることはなかった[12]と報告されている．

　ERAS は，早期経腸栄養，早期離床，術前経口補水・糖質摂取，多職種の術前からの介入，疼痛管理，術後悪心・嘔吐管理などの様々な要素から構成されている．代表的な結腸癌の ERAS プロトコルを図 1 に示す．例えば，術前の腸管洗浄に関しては，腸管を洗浄することにより術野に出現する汚染物を除去し，創部感染を予防することで吻合部縫合不全のリスクを低減することを目的とし，従来の周術期管理では盲目的に行われてきた．しかし，術前の腸管洗浄は術前から脱水状態，電解質異常をもたらし，さらに吻合部縫合不全の発生率は腸管洗浄により，むしろ上昇することが示された[13]．そのため，術前の腸管洗浄は一般的な結腸癌の術前には施行しないことが ERAS では推奨されている．

　当科では 2016 年から頭頸部悪性腫瘍切除・遊離組織移植術を対象として，図 2 に示すような，執刀前にステロイドホルモンの単回投与を含んだ ERAS プロトコルに基づく周術期管理を行っている[14]〜[16]．57 人の頭頸部悪性腫瘍切除・遊離組織移植術を受ける症例を対象に ERAS による周術期管理を行った前向き観察研究，「宮城県立がんセンター頭頸部癌 ERAS プロトコル（MCC-HN ERAS）による，手術侵襲の低減と術後回復強化に関する前向き介入試験」（UMIN-CTR：UMIN000030467）[15]では，入院必要期間の中央値は 17 日，在院日数中央値は 25 日であり，離床は術後 1 日目 86.0%，2 日目 96.5%，経腸栄養は術後 1 日目 80.1%，2 日目 100% の症例で，それぞれ実施可能であった．続いて，2014 年 1 月〜2016 年 9 月の間に同手術を受けた ERAS 導入前の歴史的対照群 102 例とのアウトカム比較では，ERAS 群では術後血清 CRP 値が有意に低く（$P<0.001$），血清アルブミン値は有意に保持され（$P<0.05$）ており，術後の好中球リンパ球比も有意に低く（$P<0.01$），術後の過剰な体温上昇も抑制され（$P<0.0001$），浮腫による著明な体重増加を認めず（P

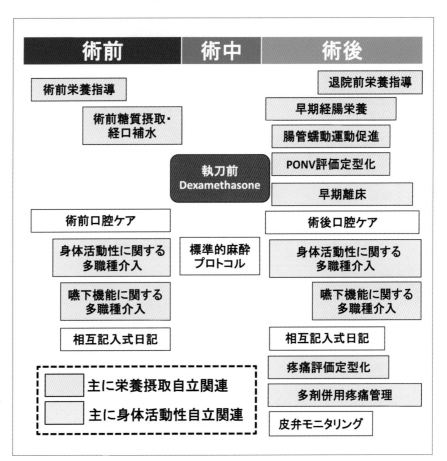

図 2.
宮城県立がんセンター
頭頸部癌 ERAS プロト
コル

図中:

| 術前 | 術中 | 術後 |

術前栄養指導

術前糖質摂取・経口補水

執刀前 Dexamethasone

退院前栄養指導

早期経腸栄養

腸管蠕動運動促進

PONV評価定型化

早期離床

術前口腔ケア

術後口腔ケア

身体活動性に関する多職種介入

標準的麻酔プロトコル

身体活動性に関する多職種介入

嚥下機能に関する多職種介入

嚥下機能に関する多職種介入

相互記入式日記

相互記入式日記

疼痛評価定型化

多剤併用疼痛管理

皮弁モニタリング

主に栄養摂取自立関連
主に身体活動性自立関連

<0.001），血圧低下の事象も有意に少ない（P<0.05）ことが示された．そして，術後合併症はERAS群で少ない傾向（P=0.061）にあった．以上より，我々のERAS管理によって，過剰な炎症反応が抑制され，それら炎症性サイトカインの制御などによる血管透過性亢進の抑制効果によるものと考えられる血行動態の安定化が認められた．この研究での70歳以上の症例は20例（35%）であり，最高年齢は84歳であった[15]．我々の想定している，ERASによる「益」を図3に示す．本研究では，ERAS介入によって早期離床と早期経腸栄養が達成され，歴史的対照群との比較ではあるが，ERAS介入による侵襲反応の低減化，血行動態の安定化が示されたものと考えている．

高齢者の栄養状態とERAS栄養管理

高齢者では前述のとおり，老化に伴い予備能が低下しており，そのような健康障害に対する脆弱性を呈している状態はフレイルと呼ばれる．フレイルの診断は①weight loss（体重減少），②exhaustion（疲労感），③low activity（活動量減少），④slowness（歩行速度の遅延），⑤weakness（筋力低下）のうち3項目が当てはまればフレイル，1～2項目の場合はフレイル前段階とされる[17]．一般に70～80歳までの間に，20～40歳と比較して，骨格筋面積は25～30%，筋力は30～40%減少するとされている．このような骨格筋量の低下，筋力の低下はサルコペニアといい，前述のフレイル診断基準の④⑤と重複する部分である．よって，フレイル，サルコペニアは互いにオーバーラップした概念である（詳細は本誌他稿pp.38～45を参考）．いずれにしても高齢者ではこのような栄養障害，代謝特性があり，骨格筋量と筋力を維持するためには十分なたんぱく質の摂取と適切な運動介入が重要である．さらに，今回のテーマである周術期では，手術侵襲に伴って，さらなる異化状態の亢進が生じ，筋肉の分解が早まるため，なお一層の十分なたんぱく質の摂取と運

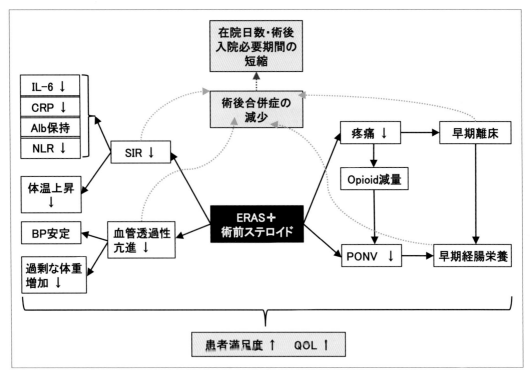

図 3. ERAS によって想定される「益」

IL-6：interleukin-6, CRP：C-reactive protein, Alb：albumin, NLR：neutrophil-to-lymphocyte ratio, BP：blood pressure, SIR：systemic inflammatory response, PONV：postoperative nausea and vomiting

動介入を意識する必要がある．その十分なたんぱく質の摂取と運動介入を意識したものが ERAS であり，その構成要素としての「早期離床」と「早期経腸栄養」である．

　頭頸部悪性腫瘍切除・遊離組織移植術において，離床遅延は決して皮弁の生着率を向上させることはなく，ただ肺炎のリスク因子となるのみである[18]．高齢者では術後肺炎が致命的な合併症となりえること，前述の特徴的な代謝特性のこともあり，なお一層「早期離床」を意識して実施する必要がある．当科で 2017〜18 年に治療した患者のデータでは，術後 1 日目に 49/57 例（86.0％），術後 2 日目には 55/57 例（96.5％）が離床可能であった．早期離床を実施するうえでは，チーム医療，つまり看護師，理学療法士との協力・相互理解が不可欠である．

　「早期経腸栄養」は術直後から，いたずらに多量の食事や経腸栄養剤を提供・投与するものではないので注意が必要である．間欠投与により早急に必要エネルギー量充足をめざす早期経腸栄養投与

方法は誤嚥性肺炎を含めた合併症発生のリスク因子となることが示されており[19]，さらに術直後の多量の外因性エネルギー投与自体が患者にとって有害無益である．手術の直後はその侵襲が大きければ大きいほど，ストレスホルモンや炎症性サイトカインによって，前述のとおり異化が亢進し，内因性にエネルギー供給がなされている．そこへ安静時エネルギー消費量（resting energy expenditure；REE），つまり想定される必要エネルギー量と同量のエネルギーを外因性に供給すると，エネルギーの過剰投与となる．高血糖によるグルコース毒性や，オートファジー障害，水分貯留，筋たんぱく分解などの栄養ストレス障害を生じる．そこで，内因性エネルギー供給を考慮し，控えめに外因性エネルギー供給を行い，合算として REE の充足をめざした栄養投与法を，許容可能な低エネルギー投与（permissive underfeeding）と呼び，侵襲の大きな手術の術後早期時期において推奨されている．

　低エネルギー投与（permissive underfeeding）

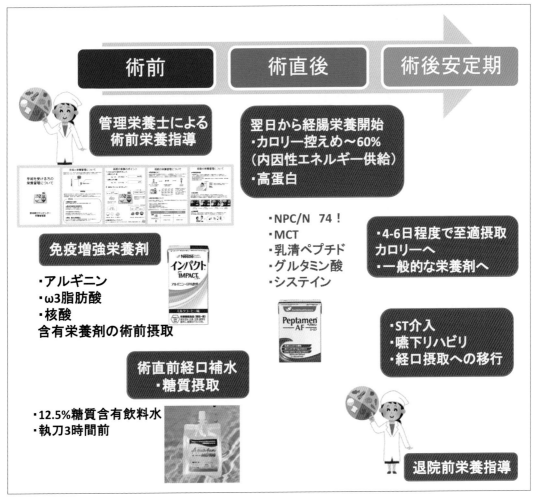

図 4. 宮城県立がんセンターにおける周術期 ERAS 栄養管理

にしながらも，十分なたんぱく質を補充しようとすると，非たんぱくカロリー／窒素（NPC/N）比の低い，高たんぱく質の経腸栄養剤を選択する必要がある．重症患者では少なくとも1.2 g/kg以上のたんぱく質の補充が窒素バランスの改善のために必要とされている．しかし，一般的にある3大栄養素のバランスがとれた経腸栄養剤を投与すると，1.0 g/kgのたんぱく質を投与するのみで安静時エネルギー消費量相当の投与熱量に達してしまい，それでは術後早期のエネルギー過剰投与となってしまう．当科では術翌日，早期経腸栄養剤としてNPC/N比74の超高たんぱく経腸栄養剤（ペプタメン AF®；ネスレヘルスサイエンス）の投与を行っている．術後安定期（4～6日間程度）には至適摂取カロリーをめざした投与へ移行し，その際に栄養バランスに留意したNPC/N比130～150

ほどの一般的な経腸栄養剤への変更を実施している．

　当科での頭頸部悪性腫瘍切除・遊離組織移植術を対象としたERASに基づく周術期栄養管理について図4にまとめる．早期経腸栄養を実施するためにもその支持療法が重要であると筆者は考えている．本稿では紙面の都合上，その詳細は割愛するが，① 胃腸管蠕動運動の促進，② 術後悪心・嘔吐対策，③ 多剤疼痛管理によるオピオイド過剰投与の抑制，④ 管理栄養士による周術期栄養管理のガイダンス，⑤ 術直前経口補水による腸管不使用期間の短縮などが，早期経腸栄養の実現に寄与するものと考えている．これらの支持療法を行ったうえで，当科での頭頸部悪性腫瘍切除・遊離組織移植術症例102例を対象とした早期経腸栄養の実施率の調査[20]では，術後24時間以内に79.4%，

48時間以内に97.1%の症例で経腸栄養を開始することができた．遊離空腸症例61例に限っても24時間以内に80.3%，48時間以内に95.1%の症例で経腸栄養を開始することができた．ただし，遊離空腸症例では術後1週間以内に一時的な経腸栄養投与の中断を要した症例が29.5%あり，遊離空腸症例，さらに高齢者では，特に腹部症状や胃内残留量のモニタリングを適切に行っていき，柔軟な対応を行う必要がある．

高齢者へのERASの実践

高齢者に対するERASプロトコルの適応に関し，その評価を行ったシステマティックレビューを紹介する．65歳以上の結腸癌患者を対象とした6つのランダム化比較試験のレビュー[21]では，高齢者ERAS群と非ERAS症例の比較において，ERAS群では術後在院日数が有意に短縮し（中央値差−2.49日，95%CI：−4.11〜−0.88，P＝0.002），術後合併症発生が有意に減少し（Odds比0.38，95%CI：0.25〜0.59，P＜0.001），さらに腸管運動の早期回復が認められた．再入院率や術後死亡率は両群で有意差はなかったと報告されている．高齢者においてERASは安全に導入可能である．

ERASでは在院日数の短縮や医療コストの低減を掲げているが，日本でERASを牽引する日本外科代謝栄養学会では，ESential Strategy for Early Normalization after Surgery with patient's Excellent satisfaction（ESSENSE）プロジェクト[22]と題して，患者の術後の満足度の向上を目標とした周術期のERAS管理を推奨している．患者を早く退院させて在院日数を減らすことがERASの目的ではなく，患者の回復を促進することで患者満足度を高める，つまりExcellent satisfactionをもたらすことが重要だという考えである．ESSENSEでは，患者の術後回復促進のための目標を以下のように掲げている．①侵襲反応を軽減すること，②身体活動性を早期自立させること，③栄養摂取を早期自立させること，④意識，意欲を早期自立させること，である．つまり，上記4項目を意識した管理を行えば，おのずと術後の回復が早くなるのではないかという目標志向型の内容がESSENSEである．宮田[23]は高齢者のERAS管理では，なお一層その目標設定が重要であると指摘している．

高齢者頭頸部癌の周術期管理では，早期回復のためのエビデンスのあるプロトコルを適応しつつ，特に個々の高齢患者の抱える様々な問題を考慮しながら，いかに栄養摂取の自立を早めることができるか，身体活動性の回復を早めることができるか，などを多職種で考え，支えていく姿勢が重要である．その目標は早期の退院や医療コストの減少ではなく，術後の合併症を起こさないように，また痛みや術後悪心・嘔吐などの苦痛の体験を極力低減できるように支援していく，ということが周術期管理における我々医療従事者の最大の目標である．

参考文献

1) 令和3年版高齢社会白書：内閣府；2021．Available from：https://www8.cao.go.jp/kourei/whitepaper/w-2021/zenbun/pdf/1s1s_01.pdf
2) Committee JSfHaNCCR：Report of Head and Neck Cancer Registry of Japan Clinical Statistics of Registered Patients.
3) JCOGポリシー：39 高齢者研究．2016.
4) Bellera CA, Rainfray M, Mathoulin-Pelissier S, et al：Screening older cancer patients：first evaluation of the G-8 geriatric screening tool. Ann Oncol, 23(8)：2166-2172, 2012.
5) Nakayama Y, Ohkoshi A, Ishii R, et al：The geriatric-8 screening tool for predicting complications in older adults after surgery for locally advanced head and neck cancer with free flap reconstruction. Eur Arch Otorhinolaryngol, 2021.
6) Imai T, Asada Y, Morita S, et al：Preoperative prognostic nutritional index as a method to predict postoperative complications after major head and neck surgery with free tissue transfer reconstruction. Jpn J Clin Oncol, 50(1)：29-35, 2020.

7) 小野寺時夫：進行消化器癌に対する抗癌療法と栄養指標．JJPEN，**8**：167-174，1986.

8) Szturz P, Vermorken JB：Treatment of Elderly Patients with Squamous Cell Carcinoma of the Head and Neck. Front Oncol, **6**：199, 2016.

9) Anderson AD, McNaught CE, MacFie J, et al：Randomized clinical trial of multimodal optimization and standard perioperative surgical care. Br J Surg, **90**(12)：1497-1504, 2003.

10) Basse L, Thorbol JE, Lossl K, et al：Colonic surgery with accelerated rehabilitation or conventional care. Dis Colon Rectum, **47**(3)：271-277；discussion 7-8, 2004.

11) Dort JC, Farwell DG, Findlay M, et al：Optimal Perioperative Care in Major Head and Neck Cancer Surgery With Free Flap Reconstruction：A Consensus Review and Recommendations From the Enhanced Recovery After Surgery Society. JAMA Otolaryngol Head Neck Surg, **143**(3)：292-303, 2017.
   Summary 頭頸部悪性腫瘍切除・遊離組織移植術を対象とした周術期 ERAS 管理にかかわる，初めてのコンセンサスレビュー．

12) Chorath K, Go B, Shinn JR, et al：Enhanced recovery after surgery for head and neck free flap reconstruction：A systematic review and meta-analysis. Oral Oncol, **113**：105117, 2021.

13) Slim K, Vicaut E, Panis Y, et al：Meta-analysis of randomized clinical trials of colorectal surgery with or without mechanical bowel preparation. Br J Surg, **91**(9)：1125-1130, 2004.
   Summary 術前腸管洗浄群で有意に術後の縫合不全の頻度が高い（Odds 比 1.75 倍）ため，結腸癌術前の腸管洗浄は行うべきではない．

14) Imai T, Kurosawa K, Yamaguchi K, et al：Enhanced Recovery After Surgery program with dexamethasone administration for major head and neck surgery with free tissue transfer reconstruction：initial institutional experience. Acta Otolaryngol, **138**(7)：664-669, 2018.

15) Imai T, Kurosawa K, Asada Y, et al：Enhanced recovery after surgery program involving preoperative dexamethasone administration for head and neck surgery with free tissue transfer reconstruction：Single-center prospective observational study. Surg Oncol, **34**：197-205, 2020.
   Summary 頭頸部悪性腫瘍切除・遊離組織移植の周術期 ERAS 管理により，早期離床・早期経腸栄養が達成され，歴史的対照群との比較では，侵襲反応の低減効果が認められた．

16) 今井隆之：頭頸部がん手術の周術期管理．頭頸部外科，**29**(1)：21-26, 2019.

17) Fried LP, Tangen CM, Walston J, et al：Frailty in older adults：evidence for a phenotype. J Gerontol A Biol Sci Med Sci, **56**(3)：M146-M156, 2001.

18) Yeung JK, Harrop R, McCreary O, et al：Delayed mobilization after microsurgical reconstruction：an independent risk factor for pneumonia. Laryngoscope, **123**(12)：2996-3000, 2013.

19) Ibrahim EH, Mehringer L, Prentice D, et al：Early versus late enteral feeding of mechanically ventilated patients：results of a clinical trial. JPEN J Parenter Enteral Nutr, **26**(3)：174-181, 2002.

20) Imai T, Saijo S, Fujii K, et al：Early enteral nutrition after head and neck surgery with free tissue transfer reconstruction. Auris Nasus Larynx, **49**(1)：141-146, 2022.

21) Tan JKH, Ang JJ, Chan DKH：Enhanced recovery program versus conventional care after colorectal surgery in the geriatric population：a systematic review and meta-analysis. Surg Endosc, **35**(6)：3166-3174, 2021.

22) 日本外科代謝栄養学会周術期管理ワーキンググループ：ESSENSE 日本外科代謝栄養学会周術期管理改善プロジェクト．春恒社，2014.

23) 宮田　剛：高齢者の術後早期回復の適切なアウトカム設定は？　静脈経腸栄養，**29**(6)：1279-1283，2014.

MB ENT, 272：38-45, 2022

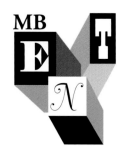

◆特集・高齢者の頭頸部癌治療―ポイントと治療後のフォローアップ―

サルコペニア・フレイル

北野睦三*

Abstract 超高齢社会となった本邦においてサルコペニア・フレイルは重要な概念である．サルコペニアはフレイルの要因の一つであり，転倒，骨折，身体障害および死亡率といった有害な転帰と関連している．サルコペニアの診断には骨格筋量，筋力の評価が必要であるが，栄養状態の評価としても骨格筋量は重要で，その測定には生体電気インピーダンス法（BIA 法）が有用である．頭頸部癌患者は高齢者が多く，嚥下と関係する部位の癌であるためサルコペニアになりやすい．消化器外科領域を中心にサルコペニアの生命予後や治療効果，合併症発生への影響が報告され，近年頭頸部癌においても注目されている．頭頸部癌治療の合併症や予後を改善するためにはサルコペニアの評価は重要であり，また治療法を決定する因子の　つになると考える．

Key words 頭頸部癌（head and neck cancer），サルコペニア（sarcopenia），フレイル（frailty），低栄養（undernutrition），筋肉量（muscle mass）

はじめに

フレイルは，加齢に伴う様々な機能変化や予備能力低下によって健康障害に対する脆弱性が増加した状態であり，サルコペニアは加齢に伴う筋肉量低下に歩行速度・握力など身体機能の低下が合併した病態である．超高齢社会となった本邦では要介護状態となる重要な原因として考えられている．フレイルは高齢者に身近に存在する老年症候群であるため，高齢者診療において，その存在に注意する必要がある．そして，サルコペニアはフレイルの要因の一つといえ，サルコペニアがあれば，身体的フレイルの定義の一部を満たすことになる．サルコペニアの有病率は定義や対象となる群の属性によって異なるが，大規模調査においては日本人では 7.5～8.2％の報告[1][2]である．

サルコペニアが注目されている理由は，転倒，骨折，身体障害および死亡率といった有害な転帰と関連しているからである．そして近年，消化器外科領域を中心にサルコペニアは生命予後や治療効果，合併症発生に影響すると想定され，サルコペニア患者では感染合併症の頻度が高率[3]，縫合不全や在院死亡率が有意に上昇[4]，肺合併症が多い[5]などと報告されている．さらに，サルコペニアによる嚥下障害も注目され[6]，そして頭頸部癌領域でも注目されてきた．

本稿は加齢に伴う身体的変化からサルコペニア・フレイルの概念を説明し，さらにサルコペニアの評価法，栄養状態そしてサルコペニアの頭頸部癌治療に対する影響について述べる．

加齢について

サルコペニア・フレイルの評価において，まず加齢による身体的変化を理解する必要がある．加齢に伴う変化について述べる．

1．筋肉量

20 歳前後と各年代とを比較したグラフ（図 1）で表すと，60 歳台前後から減少し，さらに加齢とともに減少率が著しくなる．部位別の減少率では下

* Kitano Mutsukazu，〒594-0073 大阪府和泉市和気町 4-5-1　和泉市立総合医療センター耳鼻いんこう科，部長

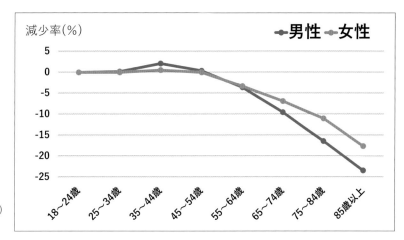

図 1.
筋肉量の減少率
（文献 7 より改変）

肢がもっとも大きく，次に全身，上肢，体幹部となる．性別では加齢に伴う減少率は女性より男性のほうが大きい[7]．

2．体組成

高齢男性の体組成の変化において，体重が 5 kg 減少した時に脂肪量は 1.2 kg 増加するが，除脂肪量は 1.4 kg 減少する．減少した除脂肪量のうち上腕骨格筋量は 0.2 kg 減少に対し下肢骨格筋量は 0.7 kg 減少し，下肢の骨格筋量の低下が目立つ．また骨塩量は 0.023 kg 減少する[8]．

3．身　長

加齢により短縮する[9]．これは主に脊椎椎間板の厚さの縮小や，骨粗鬆症による脊椎圧迫骨折などに伴う骨格の変形によるものである．

4．体格指数 BMI（body mass index）

$BMI(kg/m^2)$ ＝体重／身長^{2}の式から求められる値である．加齢により筋肉量が減少することから BMI さらに体重が低下することが予想されるが，先に述べたように加齢により身長も短くなるために意外と低下しない．そのため，高齢者によっては BMI の信頼性は低くなる．

5．握　力

男女ともに青少年期以降も緩やかに向上し続け 30 歳台でピークに達し，加齢とともに低下していく[10]．

フレイルとは

1．フレイルの概念と歴史

フレイルとは加齢に伴う様々な機能変化や予備能力低下によって健康障害に対する脆弱性が増加した状態と理解される．日本では要介護状態に至る前段階といえる．フレイルのもっとも重要な点は，適切な介入により健常に戻ることが可能ということであり，放置すれば要介護状態に移行することである．

フレイルは「frailty」を日本老年医学会が 2014 年に提唱した日本語訳である．Frailty, frail elderly は欧米では 1980 年代より盛んに使用されてきたが，この言葉の意味するところは明確でなく，様々な状態の高齢者をさすような状況が続いていた[11]．そして，Buchner と Wagner が 1992 年にその概念を「体の予備能力が低下し，身体機能障害に陥りやすい状態」とし，障害が既にある状態とは明確に区別し，日常生活機能障害の前段階として定義づけた[12]．

2．フレイルの評価法

フレイルの指標については提唱されている尺度や評価方法が様々であるが，移動能力，筋力，認知機能，栄養状態，バランス能力，持久力，身体活動性，社会性などの構成要素について複数項目を合わせて評価する場合が多い．

Fried らは身体的フレイルの定義として ① 体重減少，② 疲労感，③ 活動量低下，④ 緩慢さ（歩行速度低下），⑤ 虚弱（握力低下）の 5 項目を診断基準として，3 つ以上に当てはまる場合はフレイルと診断し，1 つまたは 2 つ該当する場合はプレフレイルとした[13]．

この身体的フレイル以外にも認知機能の低下，

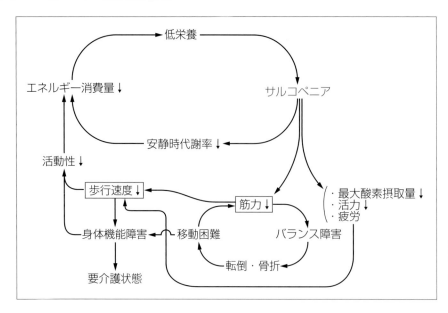

図 2.
フレイルサイクル
（文献 14 より改変）

表 1　サルコペニアの分類

1次性サルコペニア
・加齢性サルコペニア
　　加齢以外に明らかな原因がない
2次性サルコペニア
・活動性に関連するサルコペニア
　　寝たきり，不活発なスタイル
・疾患に関連するサルコペニア
　　臓器不全，炎症性疾患，悪性腫瘍，内分泌疾患に付随
・栄養に関連するサルコペニア
　　吸収不良，消化管疾患および食欲不振を起こす薬剤使用などに伴う，
　　摂取エネルギーおよび／またはたんぱく質の摂取量不足に起因

（文献 16 より改変）

意欲・判断の低下，抑うつなどの精神心理的フレイルや閉じこもり傾向や社会交流の減少などの社会的フレイルなども考える必要があるが，今のところ統一された診断基準は定められてはいない．

　3．フレイルサイクル（図 2）[14]

　加齢や病気によって食欲不振となった場合，食事摂取量の低下から低栄養状態となる．低栄養からサルコペニアとなり，筋力の低下から歩行速度や身体機能の低下を起こす．そして身体機能の低下から活動性の低下，エネルギー消費量の低下となる．エネルギーが消費されないことで食欲がわかず，食事量は低下し，負のサイクルが継続する．サルコペニアがあれば身体的フレイルの定義の 5 項目中の 2 項目（握力低下，歩行速度低下）を満たすことになり，サルコペニアはフレイルの重要な要因の一つである．

サルコペニアとは

1．サルコペニアの概念と歴史

　サルコペニア（sarcopenia：ラテン語の sarco＝肉，penia＝減少を意味する造語）は加齢や疾患により筋肉量が減少する病態の総称である．1989 年 Rosenberg によって提唱された概念であり[15]，その分類として 1 次性サルコペニアと 2 次性サルコペニアに分類される（表 1）[16]．ヨーロッパからは 2010 年[16]，アジアからは 2014 年[17]に，それぞれ診断アルゴリズムが提唱され，日本でも 2014 年にサルコペニアに関する研究会が設立された．2018 年 European Working Group on Sarcopenia in Older People（EWGSOP）による診断基準の改訂[18]，さらに 2019 年にアジアにおいても Asian Working Group on Sarcopenia（AWGS）による診断基準の改訂が行われ[19]，これまでの骨格筋量の

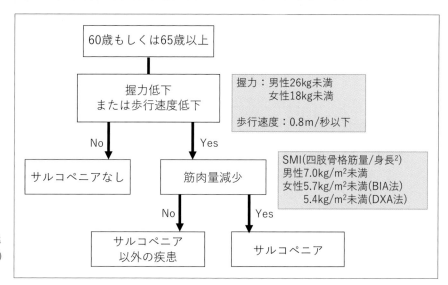

図 3.
AWGS の診断基準
（文献 17 より改変）

60歳もしくは65歳以上

握力低下
または歩行速度低下

握力：男性26kg未満
　　　女性18kg未満

歩行速度：0.8m/秒以下

No　　　　　Yes

サルコペニアなし

筋肉量減少

SMI(四肢骨格筋量/身長²)
男性7.0kg/m²未満
女性5.7kg/m²未満(BIA法)
　　　5.4kg/m²未満(DXA法)

No　　　　　Yes

サルコペニア
以外の疾患

サルコペニア

評価を必須とした診断基準から筋力低下を必須項目として重要視することや，プライマリケアの現場においてサルコペニアの可能性を診断することなど，リスクのある患者を早期に特定・介入するようになった．

2．サルコペニアの評価法

1）AWGS の診断基準（図 3）

サルコペニアの診断基準は多数あるが，日本サルコペニア・フレイル学会による「サルコペニア診療ガイドライン 2017 年版」では，本邦では日常診療において AWGS の診断基準を用いることが推奨されている[20]．

サルコペニアの診断には骨格筋量の測定と握力測定または歩行速度が必要とされる．骨格筋量に関しては生体電気インピーダンス法（BIA 法）と二重エネルギー X 線吸収法（DXA 法）を用いて測定するが，サルコペニア診療ガイドラインでは採用されなかった CT を用いる方法もある．

（1）歩行速度

身体能力として歩行速度を測定するが，歩行速度は 0～6 m まで歩行し，1～5 m までの 4 m 歩行に要する時間を測定する．

（2）握力測定

筋力として握力を測定する．サルコペニア診療ガイドラインでは左右 2 回ずつ測定して最大値を採用する．

（3）BIA 法

皮膚を通して微弱電流を通電すると，電流は水分と電解質に富む除脂肪組織を通過するが，脂肪組織は通過しない原理から，生体のインピーダンス（電気抵抗）を測定し，体組成を推定する方法である．BIA 法は低侵襲かつ安全，さらに操作が簡便かつ短時間に筋肉量や脂肪量を測定できるため，有用である．しかし，体内の水分量によって影響を大きく受ける点が問題である．

（4）DXA 法

一般的には骨密度測定によく使われる．X 線は組織を通過するたびに減衰し，組織の密度や厚さによってその減衰率は異なる．DXA 法は生体に照射された 2 つの異なるエネルギーの X 線の減衰率などを用いることで体組成を骨と軟部組織に分けて定量し，さらに軟部組織における脂肪量と筋肉量を求めることができる．少ないとはいえ被曝し，装置が大がかりのため限られた環境での使用となる．そのため，BIA 法より時間や手間がかかり，外来での頻回の測定には不向きといえる．

（5）CT

BIA 法や DXA 法と異なり，全身でなく，身体のある特定の部位での断面積を測定して骨格筋量を定量する方法である．CT の信号強度の組織の違いを利用して測定する．CT による測定については腰椎 L3 レベルでの筋肉断面積を求める方法が代表的である[21]．さらに，頸椎 C3 レベルでの筋肉断面積より骨格筋量測定が可能という報告[22]から，これによるサルコペニアを評価する報告もある．CT 検査はサルコペニアの診断基準のカット

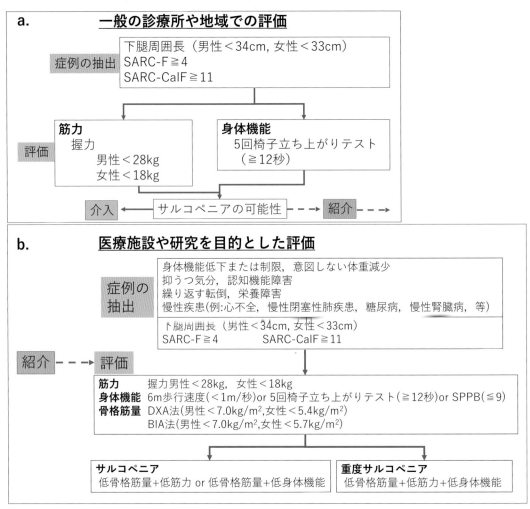

図 4. AWGS2019 の診断基準
（文献 19 より改変）

オフ値のコンセンサスは不十分であるが，治療前や治療後のフォローでの日常診療として一般的に行われているため，骨格筋量の測定のために追加の検査を必要とせず，サルコペニアの診断を臨床導入しやすい利点がある．

2）AWGS2019 の診断基準（図 4）

診断基準の改訂版として AWGS2019 が発表され，サルコペニアのリスクのある人を早期に発見するため，骨格筋量の測定装置がない一般診療所や地域においても，骨格筋量や歩行速度を測定せずにサルコペニアの可能性の診断が可能となった．具体的には下腿周囲長，SARC-F，SARC-CalF によりスクリーニングを行い，骨格筋機能として握力もしくは 5 回椅子立ち上がりテストを行う．この基準を満たす場合は，早期に生活習慣介

入とし，確定診断のために病院へ紹介することを推奨している．

（1）下腿周囲長

メジャーで下腿のもっとも太い部分を測定する方法である．簡易評価方法として「指輪っかテスト」があり，簡易的にサルコペニアの評価が可能である[23]．

（2）SARC-F

5 つの質問　Strength（力の弱さ），Assistance walking（歩行補助具の有無），Rising from a chair（椅子からの立ち上がり），Climbing stairs（階段を登る），Falls（転倒）から構成され，「まったくない：0 点」～「とても難しい：2 点」で回答させて，その合計点を計算する質問票である．

（3）SARC-CalF

SARC-F と下腿周囲長（calf circumference）を組み合わせた指標であり，下腿周囲長がカットオフ値の場合はスコアを 10 点追加して評価する．

（4）5 回椅子立ち上がりテスト

身体機能評価で，腕を組んだまま，素早く椅子から立ち上がる，座るを 5 回繰り返した時間を測定する．

一方，医療施設や研究を目的とした評価においてはこれまで通りの測定が必要ではあるが，改訂として男性の握力が 26 kg 未満から 28 kg 未満に変更になったほか，身体機能測定として 6 m 歩行または 5 回椅子立ち上がりテストまたは ① 4 m 歩行と ② 5 回椅子立ち上がりテストに ③ バランステスト（閉脚立位→セミタンデム立位→タンデム立位の順で各 10 秒間保持可能か）を合わせた 3 つで構成されている簡易身体機能バッテリー（short physical performance battery：SPPB）による評価を推奨し，臨床現場で測定しやすい方法を選択することが可能となった．

サルコペニアと頭頸部癌

1．サルコペニアの合併割合

頭頸部癌患者のサルコペニアの合併割合は 29.8％ と報告[24]されており，消化器癌患者では 17.1％，その内訳としては膵癌 21.1％，肝癌 21.4％，大腸癌 12.6％，胃癌 21.2％，食道癌 20.7％ と比較して合併割合は高い[25]．

頭頸部は食物が通過する口腔，中咽頭，下咽頭，その隣接する部位にあり発声や呼吸と関係する喉頭，そして構音と関係する上咽頭や鼻副鼻腔がある．一方，唾液腺や甲状腺もあり，これは嚥下とは関係がかなり薄い．そのため，食物が通過する部位に癌が発生すれば，物理的な問題や疼痛により経口摂取が不良となり，頭頸部癌患者は栄養に関連するサルコペニアになりやすく，また悪性腫瘍のために疾患に関連するサルコペニアとなりやすい．そして，頭頸部癌患者は高齢者が多いため，もともとサルコペニアになりやすいことから高齢頭

頸部癌患者はサルコペニアになりやすいと考える．

2．サルコペニアの栄養状態

治療前の栄養状態の評価としては一般的には食事摂取状況や身体測定，さらに血液検査などが必要である．かつては体重減少や血液検査のアルブミン値やヘモグロビン値を中心に評価をしていたが，近年は血液検査において半減期の短いプレアルブミン値，トランスフェリン値を測定することでより最近の栄養状態を評価している．また，身体測定は栄養管理に関する成書などではもっとも簡便で，非侵襲的，経済的と考え，臨床での「スクリーニング」の検査として，栄養アセスメントの重要な位置を占めるが，一般的には疎かになりがちである．具体的には上腕周囲長（AC），上腕三頭筋部皮下脂肪厚（TSF）から，上腕筋囲（AMC），上腕筋面積（AMA）を求め，筋肉量として用いる．そして，この筋肉量を測定する方法として BIA 法などがある．握力は全身の総合的な筋力と関連するといわれており，簡便かつ安全に測定ができることから筋力測定として多く用いられている指標である．つまり，サルコペニアの有無は重要な栄養評価となる．

頭頸部癌患者の中で，サルコペニア合併と非合併を比較するとサルコペニア合併患者は BMI さらに脂肪量で有意に低値である．また，アルブミン値，プレアルブミン値も有意に低値を認めており，サルコペニア症例の栄養状態は低栄養状態の多い頭頸部癌患者の中でもさらに栄養状態が悪いといえる[24]．

3．サルコペニアの頭頸部癌治療への影響

近年，頭頸部癌のサルコペニアが関係する予後や合併症に関する報告は急増している．治療前のサルコペニアの存在は，頭頸部癌の全生存期間と無再発生存期間に大きな悪影響を及ぼすといわれ[26]，自験例の報告も有意差を認めた[24]．遊離再建手術を受けた頭頸部癌患者においてサルコペニア患者は，術中の輸血率が高く，また術後の肺炎などの術後合併症や皮弁にかかわる合併症も有意に高い[27]．CRT を受けているサルコペニア患者

は，非サルコペニア患者よりも放射線治療の休止を必要とし，化学療法の毒性を受ける可能性が高い[28]などの報告があり，今後は本邦での報告も多くなると思われる．

サルコペニアに対する対応

一般的には運動介入により筋肉や身体機能の改善を目的とするレジスタンストレーニングを含む運動療法と筋肉の材料となるのがたんぱく質であることから十分なたんぱく質の摂取の栄養療法をエビデンスレベルは低いもののガイドラインで推奨している[29]．サルコペニア症例に対する術前の積極的な栄養リハビリテーション療法により重篤な合併症の低下や生存率の向上の報告[30][31]があり，現在，サルコペニアに対して有効な改善策を探索している状態である．癌治療における問題点としては体重や骨格筋量を増加させるほどの待機期間が治療前にないため，治療までにサルコペニアの改善は難しく，運動療法や栄養療法の目標としては体重や骨格筋の維持，もしくは身体機能の維持が目標となる．

今後の展望

高齢頭頸部癌患者において，頭頸部癌にサルコペニア，広くいうとフレイルが合併しやすい．最初に述べたようにフレイルのもっとも重要な点は，適切な介入により健常に戻ることが可能ということであり，そのため日常生活での予防の視点をもつことが大切である．

そして，癌患者の治療においてサルコペニアは合併症や予後に影響を与えると報告されていることから治療前の評価としてサルコペニアの評価は重要であり，頭頸部外科医もサルコペニアを知っておくべきと考える．頭頸部癌治療においては，病期，年齢，PS(performance status)，嚥下機能，philosophy，サポート力などを考慮して治療方針をたてるが，その際にはサルコペニアも加えるべきであり，治療法を決定する因子の一つになると考える．

参考文献

1) Yoshida D, Suzuki T, Shimada H, et al：Using two different algorithms to determine the prevalence of sarcopenia. Geriatr Gerontol Int, **14**：46-51, 2014.
2) Yoshimura N, Muraki S, Oka H, et al：Is osteoporosis a predictor for future sarcopenia or vice versa? Four-year observations between the second and third ROAD study surveys. Osteoporos Int, **28**：189-199, 2017.
3) Lieffers JR, Bathe OF, Fassbender K, et al：Sarcopenia is associated with postoperative infection and delayed recovery from colorectal cancer resection surgery. Br J Cancer, **107**：931-936, 2012.
4) Nakashima Y, Saeki H, Nakanishi R, et al：Assessment of Sarcopenia as a Predictor of Poor Outcomes After Esophagectomy in Elderly Patients With Esophageal Cancer. Ann Surg, **267**：1100-1104, 2018.
5) Nishigori T, Okabe H, Tanaka E, et al：Sarcopenia as a predictor of pulmonary complications after esophagectomy for thoracic esophageal cancer. J Surg Oncol, **113**：678-684, 2016.
6) 森 隆志：サルコペニアの摂食嚥下障害．静脈経腸栄養, **31**：949-954, 2016.
7) 谷本芳美，渡辺美鈴，河野 令ほか：日本人筋肉量の加齢による特徴．日老医誌, **47**：52-57, 2010.
   Summary 本研究により日本人の筋肉量の部位別の加齢性変化が明らかになった．
8) Gallagher D, Ruts E, Visser M, et al：Weight stability masks sarcopenia in elderly men and women. Am J Physiol Endocrinol Metab, **279**：E366-E375, 2000.
9) Seino S, Shinkai S, Iijima K, et al：Reference Values and Age Differences in Body Composition of Community-Dwelling Older Japanese Men and Women：A Pooled Analysis of Four Cohort Studies. PLoS One, **10**：e0131975, 2015.
10) 平成30年度体力・運動能力調査結果の概要及び報告書について．スポーツ庁HP．https://www.mext.go.jp/prev_sports/comp/b_menu/other/__icsFiles/afieldfile/2019/10/15/1421921_1.pdf
11) 葛谷雅文：フレイルとは―その概念と歴史．葛谷雅文ほか(編)：2-6, フレイル 超高齢社会に

おける最重要課題と予防戦略. 医歯薬出版, 2014.

12) Buchner DM, Wagner EH：Preventing frail health. Clin Geriatr Med, **8**：1-17, 1992.

13) Fried LP, Tangen CM, Walston J, et al：Frailty in older adults：evidence for a phenotype. J Gerontol A Biol Sci Med Sci, **56**：M146-M156, 2001.

14) Xue QL, Bandeen-Roche K, Varadhan R, et al：Initial manifestations of frailty criteria and the development of frailty phenotype in the Women's Health and Aging Study II. J Gerontol A Biol Sci Med Sci, **63**：984-990, 2008.

15) Rosenberg IH：Summary comment：epidemiological and methodological problems in determining nutritional status of older persons. Am J Clin Nutr, **50**：1231-1233, 1989.

16) Cruz-Jentoft AJ, Baeyens JP, Bauer JM, et al：Sarcopenia：European consensus on definition and diagnosis：Report of the European Working Group on Sarcopenia in Older People. Age Ageing, **39**：412-423, 2010.

17) Chen LK, Liu LK, Woo J, et al：Sarcopenia in Asia：consensus report of the Asian Working Group for Sarcopenia. J Am Med Dir Assoc, **15**：95-101, 2014.

18) Cruz-Jentoft AJ, Bahat G, Bauer J, et al：Sarcopenia：revised European consensus on definition and diagnosis. Age Ageing, **48**：16-31, 2019.

19) Chen LK, Woo J, Assantachai P, et al：Asian Working Group for Sarcopenia：2019 Consensus Update on Sarcopenia Diagnosis and Treatment. J Am Med Dir Assoc, **21**：300-307, 2020.

20) 荒井秀典, 秋下雅弘, 葛谷雅文ほか：サルコペニアの診断法について. サルコペニア診療ガイドライン作成委員会(編)：Ⅶ-Ⅷ, サルコペニア診療ガイドライン2017年版. ライフ・サイエンス, 2017.

21) Mourtzakis M, Prado CM, Lieffers JR, et al：A practical and precise approach to quantification of body composition in cancer patients using computed tomography images acquired during routine care. Appl Physiol Nutr Metab, **33**：997-1006, 2008.

22) Swartz JE, Pothen AJ, Wegner I, et al：Feasibility of using head and neck CT imaging to assess skeletal muscle mass in head and neck cancer patients. Oral Oncol, **62**：28-33, 2016.

23) Tanaka T, Takahashi K, Akishita M, et al："Yubi-wakka"(finger-ring)test：A practical self-screening method for sarcopenia, and a predictor of disability and mortality among Japanese community-dwelling older adults. Geriatr Gerontol Int, **18**：224-232, 2018.
   Summary 指輪っかテストは, サルコペニア, 要介護3以上の障害や死亡のリスクのある高齢者を特定する実用的な方法である.

24) 北野睦三, 藤原良平, 堀口生茄ほか：高齢頭頸部癌患者における治療前サルコペニア評価に関する検討. 頭頸部癌, **46**：284-290, 2020.

25) 山本和義, 永妻佑季子, 福田泰也ほか：高齢消化器癌患者におけるサルコペニアの意義. 消化器外科, **40**：1025-1036, 2017.

26) Hua X, Liu S, Liao JF, et al：When the Loss Costs Too Much：A Systematic Review and Meta-Analysis of Sarcopenia in Head and Neck Cancer. Front Oncol, **9**：1-9, 2019.

27) Alwani MM, Jones AJ, Novinger LJ, et al：Impact of Sarcopenia on Outcomes of Autologous Head and Neck Free Tissue Reconstruction. J Reconstr Microsurg, **36**：369-378, 2020.

28) Ganju RG, Morse R, Hoover A, et al：The impact of sarcopenia on tolerance of radiation and outcome in patients with head and neck cancer receiving chemoradiation. Radiother Oncol, **137**：117-124, 2019.

29) 飯島勝矢, 遠藤直人, 金 憲経ほか：サルコペニアの治療. サルコペニア診療ガイドライン作成委員会(編)：45-66, サルコペニア診療ガイドライン2017年版. ライフ・サイエンス, 2017.

30) Yamamoto K, Nagatsuma Y, Fukuda Y, et al：Effectiveness of a preoperative exercise and nutritional support program for elderly sarcopenic patients with gastric cancer. Gastric Cancer, **20**：913-918, 2017.
   Summary 術前栄養リハビリテーション療法は胃癌サルコペニア患者の術後転帰を改善する可能性がある.

31) Kaido T, Tamai Y, Hamaguchi Y, et al：Effects of pretransplant sarcopenia and sequential changes in sarcopenic parameters after living donor liver transplantation. Nutrition, **33**：195-198, 2017.

MB ENT, 272：46-53, 2022

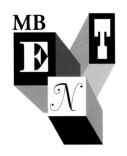

◆特集・高齢者の頭頸部癌治療—ポイントと治療後のフォローアップ—

頭頸部がん患者の認知症とせん妄

明智龍男*

Abstract 超高齢社会を迎えた本邦のがん医療においては，せん妄や認知症を合併したがん患者を診療する機会も多い．せん妄や認知症は，外界から入ってきた感覚情報を通して物事や自分の置かれた状況を認識したり，記憶・学習したり，問題を解決したりするなど，人の知的機能を総称した概念である認知機能を障害する疾患の代表である．認知機能が障害された状態では，記憶をする機能，注意を向けたり維持したりする機能，物事を知覚したりする機能や何らかの目標設定に基づいて計画を実施に行動する，いわゆる実行機能などが障害される．臨床における問題点としては，これらがみられると，患者のセルフケア能力が大きく損なわれたり，自律的な意思決定が障害されたりすることの原因となり，結果的に深刻な問題をもたらし得る．本稿では，せん妄や認知症を中心に，診断・評価や両者の鑑別のポイント，マネジメントについて概説した．

Key words せん妄(delirium)，認知症(dementia)，うつ病(depression)，認知機能障害(cognitive impairment)，超高齢社会(super aging society)

はじめに

人口に占める65歳以上の高齢者が21%を超えた場合を超高齢社会と呼ぶが，本邦は世界に先駆けて，この状況を迎えた．もともと加齢が最大の原因であるがんに関しても当然高齢者が増加し，がん医療においても75歳を超えた後期高齢者の患者を診療する機会もありふれた状態となっている．これに伴い，高齢者に頻繁にみられるせん妄や認知症を伴ったがん患者を診療する機会も日常的になりつつある．一方で，せん妄，認知症と一言でいっても，両者は似て非なる病態であり，いずれも軽度なものから重度なものまで存在し，特に軽度のものは診療現場で鑑別も難しく，看過されていることも少なくない．これら疾患を合併すると，適切な意思決定を損なったり，抗がん治療のアドヒアランスの問題などの原因となり，いずれも予後に悪影響を及ぼすことが知られている．

加えて，頭頸部がん患者においてはせん妄や認知症のリスク因子になり得るアルコール乱用・依存やニコチン依存の頻度も高いなどの特別な問題も存在する．

本稿では，高齢者のがん診療，中でも頭頸部がん患者を診療するうえで常に念頭に置きたい認知機能障害，具体的にはせん妄と認知症に焦点をあてて概説する．

高齢者に認知機能障害をもたらす疾患—3つのD

1．認知機能障害と3つのD

認知機能とは，外界から入ってきた感覚情報を通して物事や自分の置かれた状況を認識したり，記憶・学習したり，問題を解決したりするなど，人の知的機能を総称した概念である．したがって，認知機能が障害された状態とは，記憶をする機能，注意を向けたり維持したりする機能，物事を知覚したりする機能や何らかの目標設定に基づ

* Akechi Tatsuo, 〒467-8601 愛知県名古屋市瑞穂区瑞穂町字川澄1 名古屋市立大学大学院医学研究科精神・認知・行動医学，教授

表 1. せん妄の診断基準（米国精神医学会 DSM-5）

	診断基準	具体的な臨床症状
A	注意の障害（すなわち，注意の方向づけ，集中，維持，転換する能力の低下）および意識の障害（環境に対する見当識の低下）．	質問に対して集中できない．前の質問に対して同じ答えをする．質問をしていても覚醒が保てず，すぐうとうとしてしまう．
B	その障害は短期間のうちに出現し（通常数時間～数日），もととなる注意および意識水準からの変化を示し，さらに1日の経過中で重症度が変動する傾向がある．	午前中おとなしく協調的であった人が，昨夜から点滴を抜いたり，部屋から飛び出そうとしたりする．
C	さらに認知の障害を伴う（例：記憶欠損，失見当識，言語，視空間認知，知覚など）．	・最近の記憶が曖昧である． ・新しいことを5分後には忘れてしまう． ・時間と場所に関する見当識を失っている． ・錯覚（壁のシミをみて「虫がいる」という），幻覚（人がいない場所に「人がいる」という）の存在．
D	診断基準AおよびCに示す障害は，他の既存の，確定した，または進行中の神経認知障害ではうまく説明されないし，昏睡のような覚醒水準の著しい低下という状況下で起こるものではない．	
E	病歴，身体診察，臨床検査所見から，その障害が他の医学的疾患，物質中毒または離脱（すなわち乱用薬物や医療品によるもの），また毒物への曝露，または複数の病因による直接的な生理学的結果により引き起こされたという証拠がある．	

該当すれば特定せよ
・過活動型：その人の精神運動活動の水準は過活動であり，気分の不安定性，焦燥および/または医療に対する協力の拒否を伴うかもしれない
・低活動型：その人の精神運動活動の水準は低活動であり，昏迷に近いような不活発や嗜眠を伴うかもしれない
・活動水準混合型：その人の注意および意識は障害されているが，精神運動活動の水準は正常である．また，活動水準が急速に変動する例も含む

いて計画を実施に行動する，いわゆる実行機能などが障害された状態を指し，様々な場面に好ましくない影響をもたらす．

がんは加齢が最大の原因でもあり，もともと高齢者に多い．加えて，進行終末期における身体状態の悪化やその罹患の与える心理的衝撃の大きさから，高齢がん患者には3つのDと呼ばれる精神疾患が多い．これらは後述する，せん妄（delirium），認知症（dementia），うつ病（depression）であるが，いずれも認知機能障害の原因となる．今回は中でも前述したように，認知機能障害が主たる病態であるせん妄と認知症に焦点をあてるが，鑑別診断としてうつ病が問題になることもあるので，うつ病に関しても簡単に紹介した．

2．せん妄（delirium）

せん妄は，軽度～中等度の意識混濁に，様々な精神症状を伴う特殊な意識障害である．意識が混濁した状態では，精神活動が不明瞭になり，その結果，精神機能の変調として幻覚，妄想，興奮など多彩な症状がみられる．表1にせん妄の診断基準[1]を示した．表中には，診断基準とともに，具体的な臨床症状を付記したが，せん妄の典型例では，落ち着きのなさ，不安，焦燥感，睡眠障害などの前駆症状に続き，注意集中力困難，覚醒度の変化，精神運動性の変化（興奮など），知覚障害（錯覚，幻覚など），記銘力障害，見当識障害，睡眠覚醒リズムの障害など様々な精神症状が出現することが多い．せん妄は，何らかの身体的原因や薬剤により，脳機能が低下した状態であるため，高齢者に発現しやすく，精神機能が障害されることに起因する極めて多岐にわたる症状が出現し得る．また，これらせん妄の症状は数時間～数日のうちに比較的急性に発症し，日内変動（例：特に夜間に症状が増悪するなど）がみられるという特徴を有する．がん患者においては特に終末期，中でも入院を要する状態には高頻度にみられ，先行研究からは，身体状態の悪化で一般病棟や緩和ケア病棟へ入院した時点ですでに30%程度にせん妄がみられることが示されている[2)3)]．

なお，せん妄には，不穏，興奮などが目立たず，傾眠や集中力の低下を中心とした活動が低下するタイプのものもみられ，特にこのタイプは終末期

表 2. 認知症の診断基準（米国精神医学会 DSM-5）

	診断基準	具体的な臨床症状および注意
A	1つ以上の認知領域（複雑性注意，実行機能，学習および記憶，言語，知覚-運動，社会的認知）において，以前の行為水準から有意な認知の低下．	複雑性注意：普段行っている作業に時間がかかったりミスが多くなる． 実行機能：複数の処理が同時にできなくなる，一度遮られるとその活動に戻れなくなる． 学習および記憶：物忘れ，新しいことが覚えられない（記銘力障害）． 言語：言いたい言葉がでない（喚語困難）． 知覚-運動：道に迷いやすくなる，車の運転が下手になる． 社会的認知：無関心になる．
B	毎日の活動において，認知欠損が自立を阻害する．	内服薬を管理するなど日常生活動作に援助を必要とする．
C	認知欠損は，せん妄の状況でのみ起こるものではない．	せん妄があるときは認知症の診断はできない．
D	認知欠損は，他の精神疾患によるものではない（例：うつ病）．	

以下によるものかを特定する
アルツハイマー病，前頭側頭葉変性症，レビー小体病，血管性疾患など

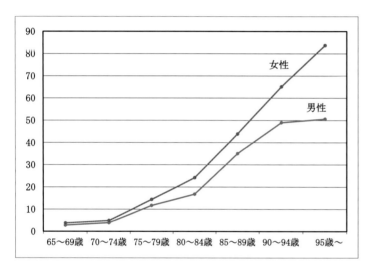

図 1.
認知症有病率

において認知症などと誤診されやすいことが知られているため注意が必要である[4]．

3．認知症（dementia）

認知症は，後天的に獲得された精神機能が何らかの脳障害により回復不可能な低下をきたした状態である．認知症の診断基準[1]を表 2 に示した．当初は数分前の出来事や説明などを覚えていないといった近時記憶の障害が中心であるが，実際にはその後の経過で認知機能の障害として様々な症状が発現してくる．一般的に，認知症は記銘力障害を中心としたアルツハイマー型，幻視やうつ状態，パーキンソニズムなどの精神神経症状を随伴することが多いレビー小体型認知症，血管病変による血管性認知症などが代表的であるが，頭頸部がん患者の場合は，がんの罹患リスクにアルコール多飲があるため，アルコール性の認知症もみられる可能性がある点に留意しておきたい．実際，我々の行った先行研究では頭頸部がん患者の40％以上にアルコール使用の問題が観察されている[5]．

認知症は一般的に女性に多く，65 歳を境に増加をみせ，年齢を増すごとにその有病率は高くなる（図 1）[6]．本邦の 65 歳以上の高齢者のうち約 15％が認知症に罹患していると推測されており，2012 年度時点での認知症患者は推定で 462 万人存在すると報告されている[6]．図 1 に示したように 80 歳以上になると概ね 20％以上，85 歳を超えると 35％以上に認知症が合併している．今後も増加し 2025 年には約 700 万人が認知症に罹患すると考えられている．

表3. せん妄と認知症の鑑別のポイント

	せん妄	認知症
意識	混濁	清明
発症	急性, 亜急性(数時間~数日)	慢性(数ヶ月~数年)
経過	一過性 (終末期は回復不能の場合あり)	**持続性**
症状の動揺性	あり(夜間増悪)	目立たない
知覚の障害	錯覚, 幻覚が多い	特に初期は目立たない

がん医療のみならず, 医療においては, 医療スタッフの説明を理解し, 重要な内容を記憶し, それらを元に服薬したりセルフケアを行ったりすることが重要であるが, 認知症ではこれらのあらゆる側面に障害が出てくる可能性がある.

認知症は, せん妄, 特に低活動型せん妄と誤診されやすいため, 表3に両者の鑑別のポイントをまとめた.

4. うつ病(depression)

がんに対する新しい治療が飛躍的に進歩している今日においても, がんは致死的疾患の代表であり, がんに罹患すること自体が大きなライフイベントになり得る. 実際に, がん患者には, 治療が望まれる精神症状が認められることは稀ではなく, 中でも高頻度にうつ状態がみられることが知られている. がん患者にみられるうつ状態の中核的な疾患は, 適応障害(抑うつ気分および混合情動を伴うもの)あるいはうつ病であり, これらをあわせると, がんの種類, 病期を問わず概ね15~25%の有病率であることが示されている[5)7)8)]. うつ病はその診断基準に集中力低下や判断力の低下なども含まれており, 特に高齢者のうつ病においては軽度の認知機能障害が認められることは稀ではなく, 仮性認知症と表現されるような状態もある[9)]. うつ病の中核症状は持続的な抑うつ気分や普段楽しめていたことが楽しめなくなるという興味・喜びの低下であり, 最近ぼけてしまったようで心配などという訴えがあっても, あくまで主観的で軽度にとどまるものが多い. このような場合には, 家族に普段の生活の状態などを確認して, 機能障害の原因が認知機能の低下にあるのか気分の問題なのかを尋ねてみると参考になることも多い.

せん妄や認知症ががん医療にもたらす問題

1. 生存期間に与える影響

せん妄に罹患すると回復後も認知機能障害が増悪し, 認知症に罹患するリスクが上昇するのみならず死亡率が高くなることも知られている[10)11)]. また, 在宅で治療を続けることが難しくなることも示されている[11)]. 認知症を有するがん患者は, がん診断時に, より進行期にあり, 生存期間が短く, また死因はがん以外のものが多いことが報告されている[12)]. 実際に認知症のどういった症状がもっとも問題になるのかについては明らかにされていないが, 服薬アドヒアランスが保てなかったり, がん治療における副作用対策などのセルフケアなどが十分行えなかったりなどの状況がよくみられる. せん妄や認知症ががん患者の生存期間にどのような形で直接悪影響をもたらすか否かははっきりしないが, がんの適切な治療を阻害する多彩な要因を介して種々の患者アウトカムに好ましくない影響を及ぼしていることが推測される.

2. インフォームド・コンセントにおける意思決定能力

インフォームド・コンセントの観点から, がん医療における認知機能障害の問題点を紹介したい. 当然のことであるが, 患者と医療者間に適切なインフォームド・コンセントが成立するには, 患者が医療者の説明内容を判断するに必要な能力を有していることが前提とされる. この能力を意思決定能力(decision making capacity あるいは competency)という[13)].

意思決定能力の評価方法でもっとも繁用されているのは, ① 選択を表明する能力, ② 意思決定に関連する重要な情報を理解する能力, ③ 自分自身

の状況とその意思決定によって将来起こり得る結果に関する情報の重要性を認識する能力，④ 関連する情報をもとに論理的な過程で選択を比較考察する能力，という 4 つの機能上の能力から評価する方法である[13]．より具体的には，「選択を表明する能力」は，患者が何らかの意思を表明できるか否かによって判断されるものであり，例えば，昏睡状態などで自身の意思を表明できない場合には本能力が欠けていると判断される．「意思決定に関連する重要な情報を理解する能力」は，治療および無治療を選択した場合の利益，不利益に関する理解の有無から判断される．「自分自身の状況とその意思決定によって将来起こり得る結果に関する情報の重要性を認識する能力」については，選択した意思決定が将来にわたって自身にどのような影響をもたらすかの洞察によって判断される．そして最後の，「関連する情報をもとに論理的な過程で選択を比較考察する能力」は，意思決定に至る患者の思考過程の合理性によって判断されるものであり，せん妄や中等度以上の認知症ではその多くが障害される．

注意すべき点として，これら能力に関する個人の状態と意思決定の有無との間には単純な関連があるわけではない．例えば，認知症の患者であっても，その状態がイコール意思決定能力の欠如とはいえないのである[14)15]．認知症の患者であっても，特に初期の状態であれば，前述の 4 つの能力を満たしていることも多く，医療者側がわかりやすく繰り返し説明することで十分通常のインフォームド・コンセントが成立することも決して稀ではない．一方，せん妄状態の真っただ中にある患者のほとんどは意思決定能力が障害されている．

マネジメントの実際

1．せん妄のマネジメント

せん妄の発生要因は，もともと存在する準備因子（せん妄の本態である脳機能の低下を起こしやすい状態），誘発因子（せん妄の直接原因ではない

が，せん妄の発症を促進，重篤化あるいは遷延化する要因）と直接原因に分けて考えることができる．進行・終末期のがん患者にせん妄が生じた場合は，多くの場合，複数の要因が原因となっていることが多い．

1）背景に存在する直接的な原因への対応

せん妄治療の原則は，原因の同定とそれに対する治療である．したがって，治療可能な原因を同定し，身体的原因の治療，原因薬剤の中止・減薬・変薬などを行うことにせん妄治療の本質がある．原因に対する介入の具体的な例としては，オピオイドの減量あるいはオピオイドローテーション（オキシコドンから他の強オピオイドへの変更），脱水に対する適切な補液，高カルシウム血症に対するビスホスフォネートの投与，感染症に対する適切な抗生剤の投与などが挙げられる．しかし，痛みが適切にコントロールされていない場合には，患者の苦痛をいたずらに増幅しないためにオピオイドの安易な減量は避けるべきである．

2）環境的・支持的介入

環境的・支持的介入も有用であり，中でも本介入は看護ケアが中心となる．環境的・支持的介入の一般的目標は，前述した，せん妄発現の促進因子を可能な限り軽減，除去することにある．例えば，親しみやすさと適切なレベルの環境刺激や感覚刺激を提供し，せん妄を増悪させる環境因子を除去する．環境的介入の具体例としては，周囲のオリエンテーションがつくよう夜間も薄明かりをつける，時間の感覚を保つことができるよう，カレンダーや時計を目に触れやすい場所に置く，親しみやすい環境を整えるために家庭で使い慣れたものを置く，などが挙げられる．また，家族や慣れ親しんだ医療スタッフとの接触を頻回にすることで安心感を与えることも有用である．支持的な介入としては，可能な限りカテーテル類を控えたり，積極的に不快な身体症状を緩和するなどの対応が有用な介入となり得る．進行・終末期がん患者の場合は，重症の便秘や排尿障害・尿閉などがせん妄の増悪要因の場合があり，これら要因につ

いても看護スタッフにモニターおよび適切な処置を依頼することがせん妄の軽減につながるともある．なお，前述したように身体拘束・抑制はそれ自体がせん妄の促進因子であるため，せん妄の治療という観点からは可能な限りこれら処置は避けるべきである[16]．

3）身体的介入（薬物療法）

せん妄の原因の同定やその治療が困難であったり，治療に時間を要することが想定される場合には，対症療法として薬物療法が行われる．せん妄の薬物療法としては，睡眠薬や抗不安薬に比べ，抗精神病薬のほうが効果的であることが示されている．したがって，薬物療法の中心は，原則的には抗精神病薬であり，実地臨床においては，せん妄の増悪要因となり得る抗コリン作用が比較的少ないハロペリドール（注射剤があるため頻用される）やリスペリドン，クエチアピンなどがよく用いられる[4]．抗精神病薬の使用量については，必要量を事前に推測することが困難であるため，治療初期に少量を頻回投与することにより必要最小量を推定し，翌日からの投与量の参考にする方法が推奨されている[17]．また，低活動型せん妄に関しての標準的な薬物療法は確立されておらず，我々の最近のリアルワールドのデータを解析した研究では，薬剤の有用性は確認できず，むしろ症状が増悪するという結果が得られたため[18]，現時点では低活動型の場合は，薬物療法は実施せず，その他の原因への対応や環境的・支持的ケアを中心に行うことが推奨される．

また，終末期の回復困難なせん妄のマネジメントにあたっては，抗精神病薬のみでは不十分なことが多く，睡眠障害などの部分症状の緩和を目的に，フルニトラゼパムなどベンゾジアゼピン系薬剤などが抗精神病薬と併用されることが多い．

4）終末期におけるせん妄マネジメントの実際

術後せん妄や積極的な抗がん治療中に生じたせん妄は一過性のものが多い一方で，がんの進行によって生じた臓器不全などによるせん妄の回復可能性は低いことが知られている．したがって，終末期にせん妄が生じた場合は，原因となっている要因が治療可能であるか，また想定された治療が行われた場合の利益と不利益（有害事象や治療に伴う負担など）のバランスを医療チームで総合的に評価することが重要である．

終末期にせん妄が発現したがん患者を対象とした検討では，頻度の高い原因は，オピオイド，脱水，肝・腎機能障害などであり，可逆性が高いもの（原因に対するアプローチでせん妄が改善する可能性が高いもの）は，オピオイド，脱水，薬剤（オピオイド以外），高カルシウム血症などであったと報告されている[19)20)]．なお，死亡前24〜48時間に出現するものでは不可逆性であることが多い．

せん妄のマネジメントに際しては，このような回復可能性の差によって，おのずと目標が異なってくる．回復可能性が高い場合には，本稿で紹介したあらゆるマネジメントを総動員する必要があるが，回復困難な場合には，部分症状（不穏・興奮や不眠など）の緩和を目標にしながら，家族ケアにより重きを置く，負担になる介入は避けるなど，回復可能性に応じて適宜目標設定やケアのストラテジーを柔軟に設定することが重要である．また，遺族研究から示唆された終末期せん妄の患者に対するケアとして，せん妄で幻覚などの症状がみられたとしても一律に正すような介入ではなく患者の主観的な経験を尊重するような対応や尊厳をもつ存在としてせん妄発現以前と同じように接することの重要性などが挙げられていることも知っておきたい[21]．

2．認知症のマネジメント

認知症患者では，記銘力の障害に加え，不安・焦燥，抑うつ，行動面での異常など周辺症状と呼ばれる多彩な精神症状を伴うこともある．また，認知症を合併したがん患者においては，診断を含め自分の疾患をきちんと理解し，治療法を適切に選択する能力が低下する可能性がある．特に，進行がんの治療に際しては，抗がん治療のメリットとデメリットが拮抗する場合があり，また個人的な価値観が治療方法を選択するうえでも重要と

なってくるので[22]，高齢がん患者の診療において，重要な意思決定に際しては，認知症の存在には注意を払う必要がある．認知症が疑われる症例には，治療に関しての説明の後に，「はい」「いいえ」などの二択の答えを求めるような閉じられた形の質問ではなく，説明された内容の理解状況を把握するための質問（例：「私の説明をどのように理解されたかお聞きしてもいいですか？」「治療を受けるいい面と悪い面についてご説明いたしましたが，どのように理解されましたか？」など）を行い，理解度をより詳しくチェックする必要がある．さらに，理解度に疑問がある場合には，前述の意思決定能力の有無という視点からも患者の状態をチェックしたい．意思決定能力に障害があれば当然適切なインフォームド・コンセントが成立しないのであり，家族などの代諾者の同意も必要となる．

おわりに

後期高齢がん患者の診療に際しては，診断時に認知症を念頭に認知機能障害の有無を必ずチェックするようにしたい．また，経過中に急性，亜急性に認知機能の変化が観察された場合はせん妄を念頭に置きたい．

文　献

1) 高橋三郎，大野　裕（監訳）：DSM-5　精神疾患の診断・統計マニュアル．医学書院，2014

2) Uchida M, Okuyama T, Ito Y, et al：Prevalence, course and factors associated with delirium in elderly patients with advanced cancer：a longitudinal observational study. Jpn J Clin Oncol, 45：934-940, 2015.

3) Watt CL, Momoli F, Ansari MT, et al：The incidence and prevalence of delirium across palliative care settings：A systematic review. Palliat Med, 33(8)：865-877, 2019.

4) Breitbart W, Alici Y：Evidence-based treatment of delirium in patients with cancer. J Clin Oncol, 30：1206-1214, 2012.
   Summary　エビデンスに基づくせん妄の治療

方針についてまとめた総説である．早期発見，早期治療の重要性に加えて，無作為割付比較試験で検証されたせん妄治療に対する薬剤の有用性についてまとめている．

5) Kugaya A, Akechi T, Okuyama T, et al：Prevalence, predictive factors, and screening for psychologic distress in patients with newly diagnosed head and neck cancer. Cancer, 88：2817-2823, 2000.
   Summary　新規に頭頸部がんと診断された本邦の患者107人を対象として精神疾患の有病率を検討した報告である．その結果，物質依存の割合がもっとも高く，40％以上にアルコール使用における問題点が，33％にニコチン依存が観察された．

6) 朝田　隆：都市部における認知症有病率と認知症の生活機能障害への対応．平成23-24年度厚労科研　報告書，2013.

7) Akechi T, Okuyama T, Sugawara Y, et al：Major depression, adjustment disorders, and post-traumatic stress disorder in terminally ill cancer patients：associated and predictive factors. J Clin Oncol, 22：1957-1965, 2004.

8) Mitchell AJ, Chan M, Bhatti H, et al：Prevalence of depression, anxiety, and adjustment disorder in oncological, haematological, and palliative-care settings：a meta-analysis of 94 interview-based studies. Lancet Oncol, 12：160-174, 2011.

9) Butters MA, Young JB, Lopez O, et al：Pathways linking late-life depression to persistent cognitive impairment and dementia. Dialogues Clin Neurosci, 10：345-357, 2008.

10) Goldberg TE, Chen C, Wang Y, et al：Association of Delirium With Long-term Cognitive Decline：A Meta-analysis. JAMA Neurol, 77：1-9, 2020.

11) Witlox J, Eurelings LS, de Jonghe JF, et al：Delirium in elderly patients and the risk of postdischarge mortality, institutionalization, and dementia：a meta-analysis. JAMA, 304：443-451, 2010.

12) Raji MA, Kuo YF, Freeman JL, et al：Effect of a dementia diagnosis on survival of older patients after a diagnosis of breast, colon, or prostate cancer：implications for cancer care. Arch Intern Med, 168：2033-2040, 2008.

13) Appelbaum PS : Clinical practice. Assessment of patients' competence to consent to treatment. N Engl J Med, **357** : 1834-1840, 2007.

14) Akechi T, Okuyama T, Uchida M, et al : Assessing medical decision making capacity among cancer patients : Preliminary clinical experience of using a competency assessment instrument. Palliat Support Care, **13**(6) : 1529-1533, 2015.

15) Akechi T, Nakano T, Akizuki N, et al : Psychiatric evaluation of competency in cancer patients. Int J Psychiatry Clin Pract, **7** : 101-106, 2003.

16) Inouye SK : Delirium in hospitalized older patients : recognition and risk factors. J Geriatr Psychiatry Neurol, **11** : 118-125 ; discussion 157-158, 1998.

17) Akechi T, Uchitomi Y, Okamura H, et al : Usage of haloperidol for delirium in cancer patients. Support Care Cancer, **4** : 390-392, 1996.

18) Okuyama T, Yoshiuchi K, Ogawa A, et al : Current Pharmacotherapy Does Not Improve Severity of Hypoactive Delirium in Patients with Advanced Cancer : Pharmacological Audit Study of Safety and Efficacy in Real World(Phase-R). Oncologist, **24** : e574-e582, 2019.

Summary 本邦の緩和ケア病棟および緩和ケアチームに紹介され，低活動型せん妄と診断され，薬物療法の適応と判断された患者を対象に，治療転帰などを検討したリアルワールドの研究である．その結果，せん妄症状が有意に悪化していることが示され，低活動型せん妄に対しては薬物療法を実施しないことを推奨している．

19) Lawlor PG, Gagnon B, Mancini IL, et al : Occurrence, causes, and outcome of delirium in patients with advanced cancer : a prospective study. Arch Intern Med, **160** : 786-794, 2000.

20) Morita T, Tei Y, Tsunoda J, et al : Underlying pathologies and their associations with clinical features in terminal delirium of cancer patients. J Pain Symptom Manage, **22** : 997-1006, 2001.

21) Namba M, Morita T, Imura C, et al : Terminal delirium : families' experience. Palliat Med, **21** : 587-594, 2007.

22) Akechi T, Miyashita M, Morita T, et al : Good death in elderly adults with cancer in Japan based on perspectives of the general population. J Am Geriatr Soc, **60** : 271-276, 2012.

MB ENT, 272 : 54-62, 2022

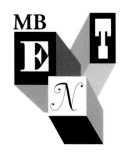

◆特集・高齢者の頭頸部癌治療—ポイントと治療後のフォローアップ—

口腔・中咽頭癌手術

横島一彦*1　加藤大星*2

Abstract　高齢者の進行口腔・中咽頭癌に対する手術適応の判断にもっとも重要なのは，術後の嚥下障害の程度の評価とその対策である．

切除可能な病変であれば，85歳未満の患者に対しては手術を施行することがある．その際，① 本人に病識があり，治療への意欲がある．② 心肺機能を反映する日常生活の活動性が維持されている．③ 家族のサポートが得られることを判断基準にして手術適応を決めている．

手術を行う場合，必要十分な切除が必須であり，年齢によっての原発巣切除，郭清範囲の縮小は考えていない．不要な拡大切除は嚥下機能をさらに低下させる可能性があるため，病期診断をより慎重に行うようしている．

手術後の管理で非高齢者との違いはなく，特別な工夫はしていない．術後の状況によっては予定を遅らせることは少なくないが，高齢者が故ではない．

Key words　口腔癌(oral cancer)，中咽頭癌(oropharyngeal cancer)，手術(surgery)，高齢者(elderly patient)，嚥下障害(swallowing disorder)

はじめに

本邦の高齢化率の上昇が指摘されて久しい．世界で類をみないスピードで進行する高齢化と同時に進行している少子化による人口減少社会では，がん治療に関する課題が山積されている[1)~3)]．

頭頸部癌診療においても，高齢患者が増加し，支えるべき非高齢者が減少しているため対応の変化が求められている．しかし，根拠に基づいた方針決定の指針は示されていない．高齢がん患者への対応については，多く議論されているものの，症例毎に治療方針を決めているのが現状である[4)]．

本稿では，高齢者に生じた口腔・中咽頭癌患者への診療を多く行っている頭頸部外科医として，特に治療方針決定の過程が複雑で，術後有害事象が多くなると考えられる進行癌に対する手術療法についての考え方を示した．また，多くの症例の診療経過を供覧することで，難渋するポイントを明らかにしたい．読者の中には意見を異にする方もいると思われるが，その相違点をきっかけに議論が高まることに期待している．

高齢者の定義

医学以外の分野も含めると，一般的には65歳以上を高齢者とすることが多い．しかし，これは単に社会的な要因によって決定された年代の境界であり，医学的な老化とは相関していない可能性がある[4)]．フレイル，サルコペニアなどの研究が徐々に進んではいるものの，高齢者との判定，および手術を不可能とする暦年齢を明らかにするには至っていない[4)]．しかし，頭頸部癌の診療を効率的に行うためには，高齢者の定義，高齢者の診療指針を明確にする必要がある．

経験的には，75歳以上を高齢者とする考え方が多くの頭頸部外科医の意見であった[5)]．これは日本老年医学会の新しい定義に一致しており，妥当

*1 Yokoshima Kazuhiko, 〒320-0834 栃木県宇都宮市陽南4-9-13　栃木県立がんセンター頭頸科，科長
*2 Kato Taisei, 同，医長

な判断と考えられる．しかし，現在行われている実臨床の実態を考えると，75歳以上であるが故に治療を制限する考え方は許容されないように思われる．我々は，75歳以上80歳未満では高齢であることを考慮し，他の要因をも含めて適応を判断するようにしている．80歳以上では，特別な陽性要因がある時に手術適応と判断することがあるが85歳以上では手術適応とすることはほとんどない．85歳以上であっても手術を行うことがあるのは，喉頭全摘出を含む手術を行う喉頭／下咽頭癌症例である[6]．つまり，暦年齢で手術の可否を決めているのではなく，高齢者には併存疾患を持っていることが多いため，手術が不可能な症例が多くなる訳である．

高齢者に対する舌・中咽頭癌手術の方法

高齢者に対する口腔・中咽頭癌の手術でもっとも重要なのは，術後嚥下障害の予測とその防止・軽減である[7]．しかし，手術を行う以上は根治が得られることを目標とするため，以下の事項を原則としている．

高齢者が故に原発巣切除範囲を縮小することはない．経口的手術のみでは嚥下障害が顕在化することが少ない[6]ため，機能温存を目的に安全域を縮小する考え方はあるが，手術を行う以上は十分な切除が最優先されるべきである．逆に，原発巣切除を拡大する場合はある．例えば，中咽頭の切除が大きくなり術後の嚥下機能の温存が不可能と判断できる場合には喉頭全摘出を併施して，切除範囲を拡大させることがある．非高齢者では喉頭に浸潤がなければ喉頭温存を目指すが，高齢者で嚥下／発声リハビリテーションに長期間を要する場合には，予測される治癒率も考慮し，発声機能を犠牲にして喉頭全摘出術を行うことを勧めている．

頸部郭清術が口腔・咽喉頭の機能低下の原因となるため，高齢者の手術での郭清範囲を縮小することにはメリットがある．しかし，高齢であるが故に郭清範囲を縮小することはない．十分な郭清

は根治手術を行ううえで必須と考えているからである．近年，頸部転移の評価に PET 検査を含めるようにしてから，偽陽性のため結果的には不要な郭清を行っていることが多くなったと思われ，より慎重な術前評価が重要と考えている．

再建手術は暦年齢で遊離組織移植の制限はしていない．症例を選べば，遊離組織移植の危険性に差異がない[1)8)]と考えているからである．しかし，下顎骨区域切除後の再建手術では規模を縮小することが多い．侵襲を大きくして硬性再建を行うことを避け，チタンプレートのみで下顎骨再建を行っている．咀嚼機能が十分には再建されないが，根治性と嚥下機能低下の防止を最優先に考える結果である．時には，区域切除を避け辺縁切除に止め，硬性再建を避けることもある．

非高齢者では二期的に施行することが多いが，術後の嚥下性肺炎が致命的になる高齢者には誤嚥防止手術を一期的に施行することが多い．再建皮弁の血流に悪影響がない限りは併施するようにしている．

術後管理に，特記すべき非高齢者との相違はない．社会生活に戻るまでの回復ステップが遅れ気味の場合に，スケジュールを変更して対応することは多い．しかし，時には最終的な目標を変更することで社会生活に戻ることを決めなければならない．嚥下障害のために経口摂取が十分でない際には，気管孔の閉鎖，経口摂取のみでの栄養摂取を諦めて，退院することを優先しなければならない．

高齢者の耐術能の判断

実年齢をいかに評価するかが，手術の可否を判断するもっとも重要な点であることに異論はないが，その具体的な方法は不明である．"総合的に検討する"では，わからないことが多い．

手術適応の判断でもっとも重要なのは，予想される術後嚥下障害の程度とリハビリテーションに臨む肉体的・精神的な力である．非高齢者より回復力が弱いことを前提に手術の可否を考えてい

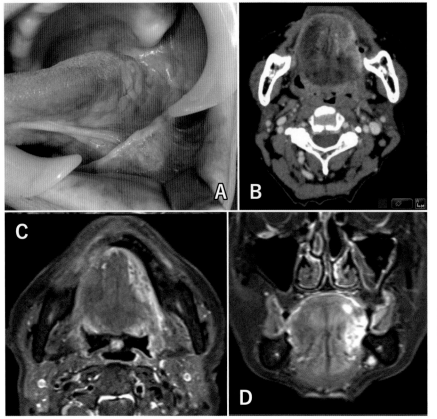

図 1.
症例 1：治療前所見
舌左縁に腫瘍を認め（A），
CT（B），MRI（C, D）で
T3 と診断．左半側切除術
が必要と考えられた

る．"高齢"であることは，深刻な併存疾患が一つ
加わったと銘記すべきである．

　最終的に決め手になるのは，① 本人に病識があ
り，治療に向かう意欲があること，② 心肺機能を
反映すると思われる日常生活の活動性が維持され
ていること，③ 家族のサポートが得られること，
であり重要視している[1]．

症例提示

　診療にかかわった症例の診療内容を記した．こ
れらの中には"高齢口腔・中咽頭癌患者への対応
方針"の問題が多く含まれている．我々の考え方
は，これらの経験に基づいているので参考にされ
たい．

症例 1：81 歳，女性
【診　断】 口腔（舌）癌 W/D SCC，T3N0M0
【病歴・診断】 3 ヶ月前からの口内痛を自覚し，
受診した．口腔内所見，画像診断は図 1 に示すと
おり，左舌縁後方に内向発育性の原発巣を認め
た．頸部転移はなかった．

【治療経過】（図 2）　81 歳ではあったが，特記す
べき既往歴はなかった．家族のサポートも得ら
れ，本人も根治を望んでいた．

　根治治療として舌左半側切除，頸部郭清術
（SOHND），腹直筋皮弁による口腔再建，喉頭挙
上術を行った．前外側皮弁による再建を第一選択
と考えたが，穿通枝の描出が不良であったため，
腹直筋皮弁を選択した．

　術後経過に問題はなかった．13 日後に嚥下透視
を施行し少量の誤嚥を認めたが，嚥下指導／リハ
ビリテーションを行い，術後 20 日には経鼻胃管を
抜去した．無歯顎なため軟食だが，十分量の摂取
が可能となり術後 30 日で退院した．

症例 2：82 歳，男性
【診　断】 口腔（舌）癌 W/D SCC，T3N0M0
【病歴・診断】 1 週間前に歯科治療で受診した
歯科医院で舌腫瘍を指摘され受診した．左舌縁後
方に内向発育性の原発巣を認めた．頸部転移はな
かった（図 3）．

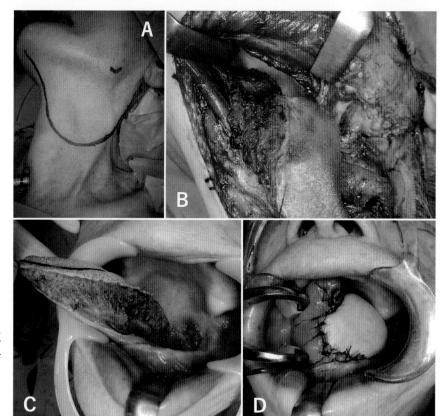

図 2.
症例 1：手術所見
頸部郭清術（SOHND）を
施行した（A）うえで，原
発巣を pull-through で半
側切除（B）を施行した．
欠損（C）は腹直筋皮弁を
用いて再建（D）した

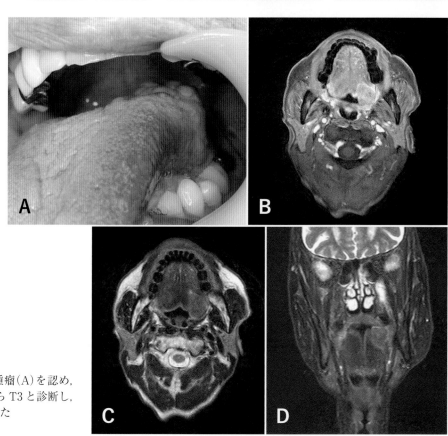

図 3.
症例 2：治療前所見
舌左縁後方から舌根に腫瘤（A）を認め，
CT（B），MRI（C，D）から T3 と診断し，
半側切除術が必要と考えた

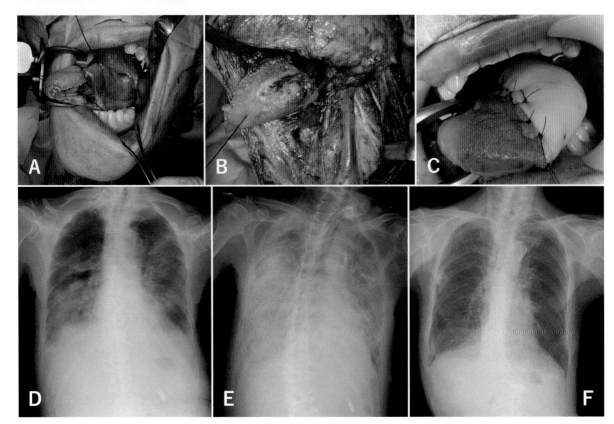

図 4. 症例 2：手術所見と術後胸部 X-p

Pull-through で半側切除術を施行（A，B）し，欠損は腹直筋皮弁で再建（C）した．喉頭挙上術を併施した．
手術後，誤嚥を契機に肺炎が重症化した．術後 8 日目（D），16 日目（E），45 日目（F）の胸部 X 線所見

【治療経過（図4）】　高齢ではあったが，併存疾患は高血圧（内服治療）のみであった．身長 163 cm，体重 50 kg と細身であったが，活動的な日常生活を送り，妻と息子家族のサポートが得られる環境であった．いったんは高齢を理由に根治治療を諦める発言があったが，口腔癌の病変が制御されない場合の苦しさを具体的に説明すると一転して手術を受けることを希望した．根治治療として舌左半側切除，頸部郭清術（SOHND），腹直筋皮弁による口腔再建，喉頭挙上術を行った．

術後 1 週間までは順調な経過であったが，嚥下・発声のリハビリテーションを始めて 2 日目の術後 8 日目に急に呼吸状態が悪化した．誤嚥を契機に，肺炎・肺浮腫が急速に悪化した．

約 3 週間の集中管理を行い，一般病室に戻れた時には術後 1 ヶ月以上が経過していた．自立歩行が安定するまで 3 週間の歩行練習の後に嚥下リハビリテーションを行ったが，効果は不十分であ

り，気管切開孔を残し，胃瘻栄養を併用して退院することにした．退院まで 3 ヶ月間を要した．この治療結果は満足できるものではないが，失敗例から学ぶために供覧した．

症例 3：78 歳，男性
【診　断】　中咽頭（舌根）癌 p16 陰性 M/D SCC，T1N2bM0
【病歴・診断】　1 ヶ月前に気がついた左頸部腫瘤を訴え受診した．中咽頭所見，画像診断は図5のとおりであった．併存疾患は高血圧（内服治療中）のみであった．独居の高齢者であったが，併存疾患はなく，根治の希望が強かった．

舌根左側の原発巣は小さく，経口的に切除が可能と考えられた．頸部転移は多発性で，長径 40 mm 以上あった．CT 上，被膜外進展を疑う所見を認めた．
【治療経過（図6）】　非高齢者であれば，化学放

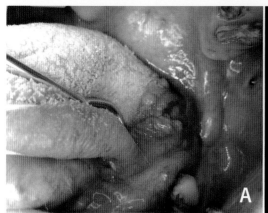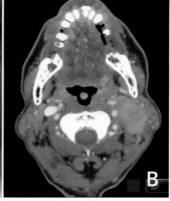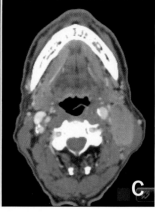

図 5. 症例 3：治療前所見
舌根左側に腫瘤（A，B）を認め，多発頸部転移（C）の原発巣と考えた

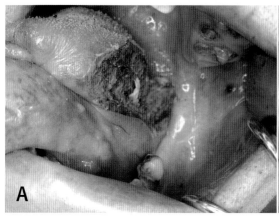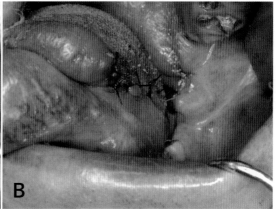

図 6. 症例 3：手術所見
原発巣は経口的に切除（A）し，一次縫縮（B）した

射線療法も適応になると思われたが，CDDP の使用に不安があったため，術後単独放射線療法で治療が完遂できるように頸部郭清術を施行することにした．

経口的舌根部分切除，片側頸部郭清術であれば術後嚥下機能に問題が生じることは少ないと考えた．術後 5 日目には経口摂取が可能となり，8 日目に退院できた．病理学的に被膜外進展を認めたが，化学放射線療法は完遂できないと考え，単独放射線療法を施行した．通院で放射線療法を完遂できた．

症例 4：77 歳，女性
【診　断】　口腔（下歯肉）癌 W/D SCC，T4aN2bM0

【病　歴】　2 ヶ月前からの口内痛を訴え受診した．口腔内所見，画像診断は図 7 のとおりであった．独居であったが，近所に住む息子が協力的であった．特記すべき既往・併存疾患はなく，身長152 cm，体重 41 kg であった．

【治療経過】（図 8）　口腔内の病変に比べ，粘膜下・下顎骨浸潤は高度であり，根治治療としては下歯肉・下顎区域切除，顔面皮膚合併切除，頸部郭清術が必要であった．非高齢者であれば腓骨皮弁による再建術により将来的なインプラントを検討するが，本症例では侵襲が大きいと考え腹直筋皮弁による口腔・顔面皮膚再建，チタンプレートによる下顎骨再建術とした．

術後経過は良好で，軟食ながら十分量を摂取できるようになり術後 31 日目に退院した．

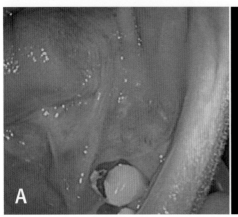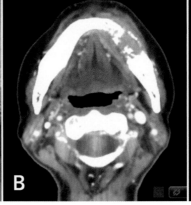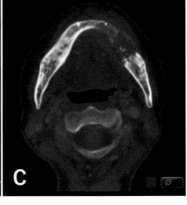

図 7. 症例 4：治療前所見

下歯肉癌(A)は下顎骨，オトガイ部皮下に進展(B，C)し T4a と診断した

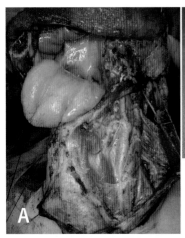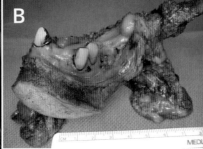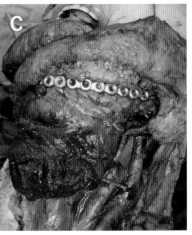

図 8. 症例 4：手術所見

下顎区域切除，顔面皮膚合併切除術(A，B)を行い，腹直筋皮弁，チタンプレートで再建(C)を行った

症例 5：81 歳，男性

【診　断】　中咽頭(軟口蓋)癌 p16 陰性 M/D SCC，T3N1M0

【病　歴】　3 ヶ月前から持続する咽頭痛を訴え受診した．軟口蓋を中心に上歯肉に至る原発巣を認めた．中咽頭所見，画像診断は図 9 に示すとおりであった．併存疾患は高血圧，心房細動があり内服治療中であった．原因が明らかでない腎機能障害があり，eGFR は 40～45 mL/min/1.73 m^2 であった．

【治療経過】　身体的には根治的手術が可能と考えられ，中咽頭切除，右頸部郭清，遊離組織移植による中咽頭再建術を勧めた．背景には化学放射線療法の完遂，単独放射線療法での根治性には疑問があった．

しかし，家族と相談したうえで手術は拒否され，単独放射線療法を選択した．手術のために生じると考えられる嚥下障害や言語の明瞭度の低下を避けたいとの希望を強く訴えた．不完全な化学放射線療法より，治療を完遂することを目的に単独放射線療法を施行した．

症例 6：79 歳，男性

【診　断】　口腔(舌)癌 W/D SCC，T3N2cM0

【病　歴】　家族が，むせが多く，呂律が回っていないことに気づき受診した．右舌縁から口腔底に壊死性腫瘍を認め，両側顎下部，上頸部に多発リンパ節転移を触れた．画像診断は図 10 に示すとおりであった．

数年前から徐々に認知機能の低下を指摘され内

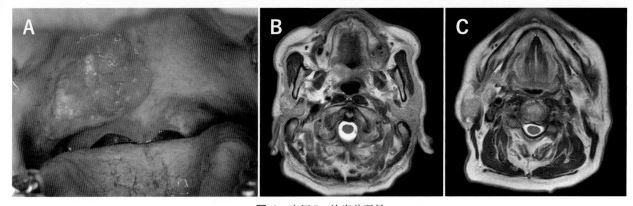

図 9. 症例 5：治療前所見
軟口蓋左側から硬口蓋，上歯肉に進展する腫瘍（A，B）を認めた．右上頸部にはリンパ節転移を認めた（C）

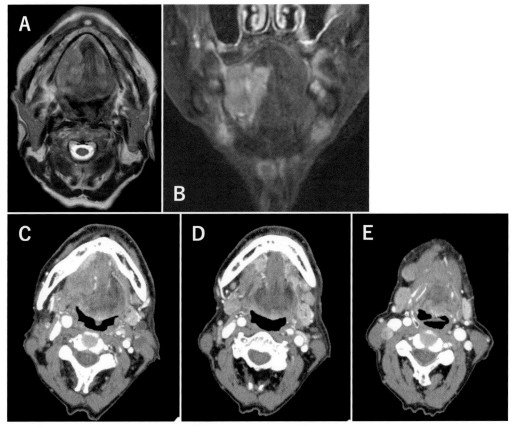

図 10. 症例 6：治療前所見
舌右縁に正中まで浸潤する腫瘍（A，B）を認め，両側頸部には多発リンパ節転移（C〜E）を認めた

服治療を行っていたが，本人・家族に病識はなかった．

【治療経過】　多発リンパ節転移の状況を考慮すると，広範囲切除のみでなく，術後放射線療法が必要になると思われた．嚥下リハビリテーションに時間を要しているとその間の治療が滞るため，手術を拡大して舌喉頭全摘出術を提案した．軽度

ながら認知症を併存している患者には負担が大きいと考えたが，終末期の介護の不安を訴える家族の気持ちを汲んだ結果であった．しかし，本人の治療への意思は明らかではなく，負担をかけることの限界を認識した様子であった．結果的には緩和治療のみを行う方針にして，紹介元へ戻った．後日，家族から転院後早期に肺炎で死亡した旨を

伺った.

　前述した手術を施行するために必要な3条件（① 本人の病識，② 日常生活の活動性，③ 家族のサポート）で，症例1, 2, 4はすべてを満たし，症例3では①，② を満たしていた．それに対して，手術を行えなかった症例5, 6で条件を満たすのは③ のみであった．

現状から考えた今後の課題

　コロナ禍で医療崩壊が深刻になった時，年齢による "命の選別" が話題になった．高齢者には診療を縮小することには違和感が強く，暦年齢での選別には抵抗があることを痛感したが，頭頸部癌の診療にも同じことがいえるように思われた．

　本邦の高齢者の余命が長いことが知られており，がんを克服しなければ生存できない期間であることから，たとえ治療の負担をかけることに不安があったとしても治療を勧めざるを得ないのが現実なのだろう．

　また，予後が不良であると考えられる症例でも，原発巣・頸部の制御を行い呼吸・摂食の安定を図ることが重要であることも，手術を勧める要因である．年齢の問題ではないが，症例6に対して喉頭全摘出を行ってまで手術療法を勧めたのは，高齢者でも局所制御がQOLを改善することを強調した結果である．

　以上のように，高齢者の口腔・中咽頭治療方針の決定は複雑で，急な現状変更は困難である．しかし，現在の診療方針の妥当性の検証は必須であり，それを基に本邦にふさわしいガイドラインが作成されるべきである．我々も，症例解析の積み重ねを続けることで，貢献したいと考えている．

文　献

1) 横島一彦，中溝宗永：頭頸部悪性腫瘍の疑問に答える "高齢者の頭頸部癌の治療選択について教えてください". JOHNS, **33**：1248-1250, 2017.
2) Cervenka BP, Rao S, Bewley AF：Head and neck cancer and the elderly patient. Otolaryngol Clin N Am, **51**：741-751, 2018.
　Summary　高齢頭頸部癌患者には複数の併存疾患や機能低下があるため，治療後の危険性が高くなる．評価には種々のスクリーニングツールが有用である．
3) 小椋一朗，和田森　匡，宮本亮三ほか：80歳以上の口腔扁平上皮癌患者の臨床的検討．頭頸部腫瘍，**26**：47-51, 2000.
4) 北川雄一：高齢者における感染対策・周術期管理．手術，**75**：1513-1518, 2021.
5) 横島一彦，中溝宗永：高齢頭頸部癌患者の診療に関するアンケート調査．日耳鼻会報，**118**：1053-1057, 2015.
6) 横島一彦，中溝宗永，稲井俊太ほか：高齢頭頸部癌患者に対する治療法選択の問題点．頭頸部外科，**23**：281-284, 2013.
7) Pezdirec M, Strojan P, Boltezar IH：Swallowing disorders after treatment for head and neck cancer. Radiol Oncol, **53**：225-230, 2019.
　Summary　口腔・中咽頭癌症例では治療後に嚥下障害が生じることが多い．改善には系統的なリハビリテーションが必要である．
8) Peters TTA, Post SF, Roodenburg JLN, et al：Free flap reconstruction for head and neck cancer can be safely performed in both young and elderly patients after careful patient selection. Eur Arch Otorhinolaryngol, **272**：2999-3005, 2014.
　Summary　遊離組織移植による頭頸部再建術施行症例を70歳以上と未満で比較し，安全性に差異がないことを述べた．

MB ENT, 272 : 63-69, 2022

◆特集・高齢者の頭頸部癌治療─ポイントと治療後のフォローアップ─

下咽頭・喉頭癌手術

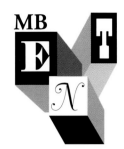

藤井　隆*

Abstract　下咽頭・喉頭進行癌に対する手術では喉頭摘出が必要となるが，術直後から気道と食道が分離され呼吸器合併症のリスクが低下するため，全身麻酔が許容される高齢者では比較的安全に施行可能な手術である．退院後も誤嚥性肺炎の心配なく経口摂取が可能となるため，高齢者にとっては自立した生活が容易となる．手術を行わなかった場合に避けられない呼吸困難や摂食嚥下障害について十分なインフォームド・コンセントを行い，安易に手術の非適応とすべきではない．しかしながら，何らかの制約のある高齢者では，手術の目的が根治性なのか局所制御なのかを明確にし，予防的操作をどの程度にとどめるのかについて検討する必要がある．食事の通過障害による QOL の低下が不可避となる局所再発を防ぐことが肝要である．術後の気管呼吸者症候群の中でも出血性気管炎と便秘は，高齢者のフォローアップの際に特に注意が必要である．

Key words　下咽頭癌(hypopharyngeal carcinoma)，喉頭癌(laryngeal carcinoma)，喉頭全摘出術(total laryngectomy)，気管呼吸者症候群(tracheal breathing syndrome)，出血性気管炎(hemorrhagic tracheitis)，代用音声(substitute voice)

はじめに

　本邦では高齢者の増加とともに世帯構成も大きく変化し，高齢者の独居率が年々上昇している．65 歳以上の独居率(65 歳以上人口に占める単独世帯主の割合)が，全国平均では約 20%，東京・大阪などの都市部では25%以上と推計され，75 歳以上の独居率はさらに高くなっている[1]．機能障害が避けられない頭頸部進行癌治療では，治療後のセルフケアや周囲のサポートが重要となるが，このような独居高齢者の増加は頭頸部外科医にとって大きな問題である．その中でも下咽頭・喉頭進行癌に対する手術は，術後の音声機能障害や摂食機能障害が退院後の在宅生活に支障をきたす可能性が高く，その対策は喫緊の課題となっている．

　高齢者に対する癌治療の NCCN ガイドライン[2]では，次のようなアルゴリズムが提唱されてい

る．まず，その癌そのものが患者の余命を短縮するか？　次いで，患者に意思決定能力があるか？　さらに，癌治療がその患者の目的に合っているか？　という順序である．

　下咽頭・喉頭癌では，解剖学的特徴として，進行すると気道・食道の狭窄や閉塞が生じる．そのため，局所制御ができなければ，比較的短期間に致命的となったり経口摂取ができなくなり，自立した日常生活が困難となる．高齢者ががん治療に求めるものが最期まで自立した生活(QOL の維持)とするならば，局所制御が必須である．

　また，下咽頭・喉頭癌患者のほとんどは飲酒・喫煙歴をもつため，高齢者ではその期間が長期に及ぶ．そのため，慢性気管支炎や肺気腫などの慢性閉塞性肺疾患の合併症が多く，動脈硬化による虚血性心疾患や脳梗塞予防のための服薬治療を受けていることも少なくない．このような高齢者の

* Fujii Takashi，〒541-8567 大阪府大阪市中央区大手前 3-1-69　大阪国際がんセンター頭頸部外科，主任部長

治療法の選択

腫瘍側因子
・原発巣の部位
・進行度（TNM病期）
・病理組織型、など

患者側因子
身体的因子
・喫煙、飲酒習慣の有無
・重複癌の治療歴の有無
・脳卒中の既往歴の有無
・心肺機能
・糖尿病の有無
・嚥下機能、口腔衛生など
精神的因子
・認知機能や理解力
・治療に対する意欲
・アルコール依存の有無
・ニコチン依存の有無、など
社会的因子
・家族関係
・サポート体制
・経済状況、など

ルーチンの検査

・全身検査セット
・血液、尿検査
・胸部Xp
・負荷心電図
・呼吸機能検査
・上部消化管内視鏡検査

・心エコー（心房細動、心機能低下）
・頸動脈エコー（糖尿病＋高血圧、脳梗塞の既往）
・嚥下造影検査（嚥下障害が予想される場合）

コンサルトが必要な診療科

・腫瘍循環器科（心機能のrisk評価）
・内分泌代謝内科（血糖コントロール）
・脳循環内科（脳梗塞のrisk評価）
・心療緩和科（せん妄のriskや認知機能の評価）

図 1. 治療法選択のためのルーチン検査とコンサルトが必要な診療科
赤字：特に高齢者で必須の部分

全身麻酔下の手術においては，若年者以上に全身状態や併存疾患の術前評価が重要であり[3)4)]，高齢者機能評価の有用性も報告されている[5)]．周術期の慎重な呼吸・循環管理やせん妄対策などは他科との協力が不可欠である．全身状態や併存疾患の状況により手術時間の制約があれば，予防的操作を省略するような術式も考慮する必要がある．治療法選択の際に，腫瘍側因子と患者側因子の評価として，当科でルーチンに行っている検査やコンサルトしている診療科を示す（図1）．さらに，術後に生活環境が大きく変わることが予想される場合には，家族環境や支援の有無についての評価が不可欠であり，治療前からその情報収集と準備を行う必要がある．特に，喉頭摘出術を予定する場合には，術後の生活についての十分な理解と準備を整えるために医師・看護師だけでなく患者相談室などのメディカルスタッフとの緊密な連携を構築しておくことが望ましい．

下咽頭・喉頭進行癌

1．手術の適応と術後管理
将来的に必ず呼吸困難をきたす喉頭進行癌で

は，全身麻酔が許容され，手術に対するインフォームド・コンセントが得られた場合には，高齢者においても標準治療である喉頭全摘出術は例外なく適応と考えられる．術後に誤嚥性肺炎がなく，呼吸管理が容易であることが最大の理由である．また，手術により発声機能は喪失するが，気道と食道が分離されることで誤嚥の心配なく安心して経口摂取が可能となることは，高齢者の在宅生活において大きなメリットである．呼吸困難時に気管切開のみで対処することも可能であるが，その後は出血が生じれば血痰による刺激で頻回の咳嗽反射が惹起され十分な睡眠もとれなくなり，疼痛管理や経口摂取も困難となり，安らかな最期とは程遠い経過となることを覚悟しなければならない．

喉頭全摘出術の術式自体は若年者と変わるところはないが，全身状態や併存疾患の状況により手術時間などの制約があれば，予防的頸部郭清などの省略を考慮する必要がある．また，内服忘れが危惧される高齢者では，甲状腺ホルモンや副甲状腺ホルモンの補充療法に対する注意も必要となるため，甲状腺に直接浸潤がなければ根治性を損な

わない限り甲状腺や副甲状腺の温存が望ましい.
このように何らかの制約のある高齢者の場合には，手術の目的が根治性（長期生存を目指す）なのか，QOL の維持（原発巣を制御して経口摂取が可能な状態で在宅生活を送れるようにする）なのかを明確にすることで，予防的操作をどの程度行うのか省略するのかの判断が行いやすくなる．その中で，もっとも重要な点は，局所再発を起こさないことである．局所再発が生じれば，食事の通過障害が生じて QOL が低下し，救済手術として食道の再建が必要となるためである.

　97 歳で呼吸困難のため喉頭全摘出術を行った喉頭癌症例の経過を提示する（症例 1）.

症例 1：97 歳で呼吸困難のため喉頭全摘出術を行った喉頭癌症例

【経過 1】

　94 歳時，嗄声を自覚して近医受診し，右声帯腫瘍を指摘された．超高齢のため経過観察予定となったが，その後受診されず.

　96 歳時，再診時に腫瘍増大が認められ，当科紹介受診.

● 初診時現症

　男性，PS＝1，独居（近所に娘が居住），認知症なし.

　右声帯に腫瘍が認められるが，声帯の可動制限は認められず（T2 相当）.

● 既往歴：白内障の手術（94 歳）
● 喫煙歴：20 本/日（30～93 歳），5 本/日（93～96 歳）

　飲酒歴：ビール 1 本・日本酒 1 合/日（30～83 歳）

● 初診時のインフォームド・コンセント

　・肉眼的には喉頭癌が考えられる.
　・放置すれば徐々に増大し呼吸困難などで致命的となるが，半年単位では大丈夫であろう.
　・治療を行うのであれば，手術か放射線治療となる.

　手術は高齢であり喉頭温存手術は困難な可能性が高い.

　放射線治療は通常であれば副作用は小さいが，超高齢のため誤嚥性肺炎のリスクは考えておかねばならない.

→本人・家族ともに，大した症状なく元気なので，副作用のある治療は希望しない，

とのことで紹介元での経過観察となった.

【経過 2】

　97 歳時（初診から 12 ヶ月後），呼吸困難のため再診.

　　本人：「何とかして欲しいと思うようになった」

　　家族：「このまま様子をみることはいたたまれなくなった」

● 再診時現症

　両側声帯の可動制限がみられ，声門間隙はほとんど認められず.

● 再診時のインフォームド・コンセント

　・腫瘍による高度の気道狭窄の状態であり，選択肢は気道確保を行うか鎮静薬の投与.
　・気道は確保されても嚥下障害が出る可能性があることなどを説明.
　→本人・家族ともに，気管切開を希望.

【経過 3】

● 緊急入院のうえ，局所麻酔下に緊急気管切開施行.
● 精査にて，右声門癌 cT4aN0M0 と診断（図 2）.
● 10 日後に全身麻酔下に喉頭全摘・甲状腺全摘出・両側傍気管郭清術施行.
● 術後 13 日目 VF 後，経口開始し，術後 25 日目に退院.

　術後病理組織診断で pT4apN0 であったため，追加治療は施行せず経過観察.

　98 歳時に在宅酸素療法が必要となるも経口摂取は良好で半年毎に受診.

　99 歳 9 ヶ月に胆嚢炎で永眠されるまで，在宅医や訪問看護師，娘や孫の頻回の訪問のサポートのもとに術前同様に自宅で一人暮らし継続.

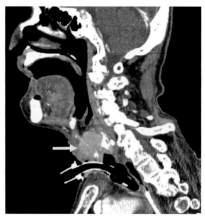

図2. 症例1：緊急気管切開後の
頸部CT矢状断像
矢印：前頸部に進展する腫瘍(T4)

下咽頭進行癌においても原発巣の拡大による摂食嚥下障害や誤嚥性肺炎が避けられないため，原発巣が制御できなかった場合には安らかな最期とは程遠い経過をたどることになる．そのため，全身麻酔が許容され手術に対するインフォームド・コンセントが得られた場合には，高齢者においても標準治療である咽喉頭全摘出術が多くの場合に適応となる．しかしながら，喉頭全摘出術と異なり食道の再建が必要となるため侵襲が大きく，術前の評価はより慎重に行う必要がある．遊離組織移植による再建手術自体の安全性は高齢者においても変わらないと報告され[6)7)]，長時間手術でも永久気管呼吸となるため周術期の気道管理は容易であるが，遊離空腸移植による再建手術では開腹を伴うため周術期の血圧変動に対する輸液管理にはより慎重な対応が必要となる．喉頭全摘同様，咽喉頭全摘出術の術式自体は若年者と変わるところはないが，鼻咽腔閉鎖障害による嚥下機能障害をきたすことの多いルビエールリンパ節郭清[8)]を予防的に行うことは避けるほうがよいと考えられる．術後の経口摂取不良状態は入院期間の延長を招き，高齢者ではせん妄の原因ともなり得る可能性がある．また，予防的郭清の省略などにより甲状腺ホルモンなどの補充療法が不要となるなら，喉頭癌の場合と同様に考慮する必要がある．

切除は可能であるが高度の頸動脈狭窄のため手術非適応とした下咽頭癌症例を提示する(症例2)．

症例2：高度の頸動脈狭窄のため手術非適応とした78歳の下咽頭癌症例

78歳，男性

【主　訴】咽頭痛(嚥下困難)

【既往歴】30年前に他院で舌癌に対して，舌半切＋頸部郭清術と術後照射

【併存疾患】糖尿病，頸動脈狭窄

【内服薬】バイアスピリン，ロトリガなど

現症：PS＝2，同居家族あり，認知症なし．

・舌は術後のため可動制限が認められ，下咽頭後壁に潰瘍形成を伴う腫瘍．

・声帯の可動制限は認められないが，口腔〜咽頭に唾液貯留を認める．

精査にて，下咽頭後壁癌cT3N0M0と診断(図3)．

全身麻酔のためのルーチン検査はほぼ正常範囲であったが，両側頸動脈の高度狭窄が認められ(図4)，脳循環内科の精査の結果「全身麻酔下の手術は脳梗塞を発症する可能性が非常に高い」との評価．

【インフォームド・コンセント】

手術を行えば疼痛なく経口摂取が可能となり根治性も高いが，脳梗塞のリスクが非常に高く，半身麻痺などを発症すれば自立した生活が困難となる．

→本人・家族ともに，脳梗塞による半身麻痺のリスクを避けて緩和ケアを希望．

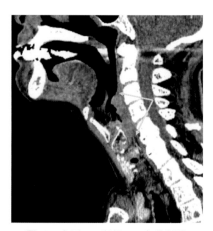

図3. 症例2：頸部CT矢状断像
矢印：下咽頭後壁の腫瘍(T3)

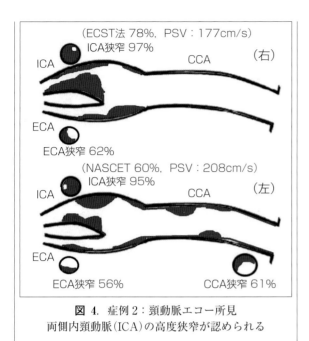

図 4. 症例2：頸動脈エコー所見
両側内頸動脈（ICA）の高度狭窄が認められる

術後管理の面では，いずれの手術においても早期離床は高齢者にとっても可能であり，むしろ廃用症候群を予防するためにも望ましい．喉頭摘出術特有の咽頭皮膚瘻孔や気管孔周囲の壊死・感染などに対する注意および一般的な術後管理は若年者と変わることはないが，高齢者では持続ドレーンチューブや点滴などのルート類をひっかけての転倒には注意が必要である．食事開始に際しては，気道と食道が独立しているため誤嚥の心配がなく，術後合併症がなければ1～2週間後に経口摂取が可能である．

2．フォローアップの際の注意点

喉頭摘出術後は気管呼吸者症候群[9]となること

は若年者と同様であるが（表1），高齢者では冬季の出血性気管炎に注意が必要である．脱水傾向になりやすく痰の喀出力低下のため呼吸困難をきたし致命的となるリスクがある．喪失した鼻の機能を補うための装具として，永久気管孔に装着する人工鼻が2020年から保険適用となっている．

また，高齢者では一般的に便秘傾向になる[10]．喉頭摘出術後にはその傾向がさらに強まる[9]ことに注意し，術後は適切に緩下剤の処方を行うなどの配慮が必要である．さらに，加齢とともに物忘れが進むことは避けられないため，甲状腺ホルモンや副甲状腺ホルモンの補充療法が必要となった高齢者ではきちんと内服が行えているかどうかの確認は，外来フォローアップの際に必須である．

代用音声習得については若年者と同様に積極的に勧めることが望ましいが，話すことに対する意欲の低下やセルフケアが不十分な場合には困難なことがある．一人で発声教室へ通うことができない場合には食道発声の習得は現実的に困難であり，プロヴォックスボイスプロステーシス®のメインテナンスができない場合にはトラブルのもとになる[11]．より取扱いの簡単な電気式人工喉頭など個別的な対応が求められる．

下咽頭・喉頭表在癌

1．手術の適応と術後管理

全身麻酔が許容され，手術に対するインフォームド・コンセントが得られた場合には，高齢者においても表在性の小病変に対する内視鏡切除を含む経口的切除は適応と考えられる[12]．しかしなが

表 1. 鼻および喉頭の機能脱落からみた気管呼吸者症候群

鼻および喉頭機能	脱落症候
嗅覚	呼吸性嗅覚脱失（数年たてば50%は回復する）
加温，加湿，除塵能	気管の乾燥，出血，黒色痰
原音の形成	音声・言語機能の廃絶
気道の括約機能	入浴のトラブル，痰の喀出困難，重いものを持てない，便秘傾向，排便困難，痔になりやすい
空気の main street としての働き	鼻漏排出困難，猫舌，ワサビなどが食べられない，感冒罹患傾向，気管粘膜の化生，気管出血
嚥下，呼吸，小循環の調節および嚥下吸気	スープなどがすすりにくい，動悸，息切れ，空気嚥下症，腹部膨満感

（文献9の表64より改変）

ら，重度の嚥下障害と関連する因子として，拡大切除，披裂切除，気管切開の他に高齢が報告されている[13]ため，慎重に検討を行う必要がある．切除範囲が小さければ術後の嚥下障害は限定的であるが，下咽頭に唾液貯留がみられたり脳梗塞の既往がある場合などでは潜在的な誤嚥が生じている可能性がある．無症状であっても，嚥下内視鏡検査(VE)や嚥下造影検査(VF)などの嚥下機能評価を行うことが望ましい．

比較的重篤な併存疾患をかかえる高齢者では，併存疾患に関する正確な情報を収集したうえで，手術を行わない選択肢を含めた十分なインフォームド・コンセントを行う必要がある．全身麻酔のリスクが高い場合には，照射歴がなければ，誤嚥性肺炎のリスクを説明したうえで，増大傾向がみられた時点での放射線治療も選択肢の一つとなりうる．

表在癌に対する経口的切除の術後管理は，若年者と同様であるが，食事開始時の誤嚥性肺炎に関してはより注意深い観察が必要である．また，術前から休止を行っていた抗血栓薬がある場合には，筋層までの切除を行ったか否かによって術後出血のリスクは異なるため，創部の状況に応じた再開時期を慎重に指示する必要がある．

2．フォローアップの際の注意点

照射歴のある場合には創傷治癒不良による咽頭壊死のリスクが高くなるが，高齢者では疼痛の訴えがはっきりしない場合があり，上皮化が完了するまでは咽喉頭内視鏡による慎重な観察が必要である．また，下咽頭・喉頭表在癌は頭頸部領域に多発するのみならず，食道重複癌の頻度が高いため，高齢者であっても定期的な上部消化管内視鏡検査は必須である．

まとめ

以前にはみられなかったような表在癌が診断可能となり，併存疾患を持つ高齢者ではすぐに治療すべきか否か迷う場合が増えてきている．そのため，術前の全身状態や嚥下機能の評価を十分に行

い，より慎重に適応を検討する必要がある．一方，進行癌に対する標準治療である喉頭摘出を伴う手術は，術直後から誤嚥性肺炎のリスクがなく気道管理が容易であるため，高齢者に対しても安全に施行可能である．がんの進行により呼吸困難や摂食障害などQOLの低下が必至となる最期と比べれば，発声機能喪失は避けられなくとも誤嚥の心配のない経口摂取が可能となる喉頭摘出術後の生活は，人生の最期まで自立した生活を送りたいという高齢者の希望に沿った選択肢の一つである．

文　献

1) 国立社会保障・人口問題研究所：日本の世帯数の将来推計(都道府県別推計)2019(平成31)年推計．https://www.ipss.go.jp/pp-pjsetai/j/hpjp2019/gaiyo/gaiyo.pdf
2) NCCN Clinical Practice Guidelines in Oncology (NCCN Guidelines®)Older Adult Oncology Version Ⅰ. 2021. https://www.nccn.org/guidelines/guidelines-detail?category=4&id=1452
3) 松尾美央子，力丸文秀，益田宗幸ほか：高齢者頭頸部扁平上皮癌症例の検討．頭頸部外科，**23**：267-273，2013.
   Summary　75歳以上では10%がPS不良であり，実年齢や併存疾患の有無よりもPSが予後を左右する重要な因子であると結論されている．
4) 横島一彦，中溝宗永，大久保公裕ほか：高齢頭頸部癌患者に対する治療法選択の問題点．頭頸部外科，**23**：281-284，2013.
   Summary　75歳以上でも喉頭癌では80%に根治治療が可能であったが，高齢頭頸部癌患者では併存疾患の評価が重要であると結論されている．
5) 石井　亮，小川武則，香取幸夫ほか：頭頸部癌における高齢者機能評価スクリーニングツールの有用性．頭頸部外科，**28**：55-61，2018.
   Summary　高齢者機能評価スクリーニングのG8が頭頸部癌患者の予後予測においてECOG PSよりも有用である可能性を示唆した．
6) Otsuki N, Furukawa T, Nibu K, et al：Results of free flap reconstruction for patients aged 80 years or older with head and neck cancer. Auris Nasus Larynx, **47**：123-127, 2020.
7) 吉龍澄子，藤原貴史：高齢者における遊離皮弁による頭頸部再建症例の検討．日マイクロ会

誌, **26**：103-108, 2013.

8) 大西皓貴, 喜井正士, 藤井　隆ほか：咽喉頭全摘・遊離空腸再建術後の嚥下障害について　ルビエールリンパ節郭清と頭側切除範囲が及ぼす影響. 頭頸部癌, **46**：347-353, 2020.
Summary ルビエールリンパ節郭清群では経管栄養離脱までの期間が長くかかる傾向がみられ, 離脱までに30日以上かかった例が有意に多かったことを報告している.

9) 佐藤武男：喉頭癌―その基礎と臨床―改訂版. 金原出版, 1986.

10) 大久保秀則, 冬木晶子, 中島　淳：消化器疾患便秘. 日本臨牀, **76**：353-357, 2018.

11) 鈴木真輔, 登米　彗, 山田武千代ほか：当科における Voice prosthesis 挿入例の検討. 喉頭, **32**：172-177, 2020.

12) Kishimoto Y, Harada H, Omori K, et al：Endoscopic laryngo-pharyngeal surgery for elderly patients. Auris Nasus Larynx, **46**：279-284, 2019.

13) Tomifuji M, Araki K, Shiotani A, et al：Transoral videolaryngoscopic surgery for laryngeal and hypopharyngeal cancer：Technical updates and long-term results. Auris Nasus Larynx, **47**：282-290, 2020.
Summary 重度の嚥下障害と関連する因子として高齢, 拡大切除, 披裂切除, 気管切開が抽出されたことを報告している.

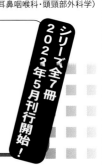
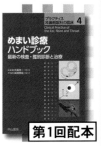

MB ENT, 272 : 71-77, 2022

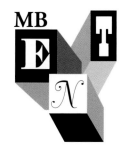

◆特集・高齢者の頭頸部癌治療—ポイントと治療後のフォローアップ—

鼻副鼻腔癌手術

大野十央*

Abstract 現在，日本が直面している高齢化社会の中では高齢者の頭頸部癌治療を行う機会は増している．しかしながら，高齢者では全身状態などの個人差も大きく，運動機能，併存疾患，認知機能，栄養状態などを評価したうえで治療方針を決定する必要がある．鼻副鼻腔癌はその解剖学的な問題から初診時にすでに進行している症例も多く，再建手術や頭蓋底手術などが必要になる症例も多い．さらに近年は，内視鏡機器や手術支援機器の発展からより侵襲の少ない内視鏡手術も行われるようになってきた．いずれの手術にしても高齢であることは術後の合併症や予後には影響を与えず，安全に施行することが可能であるが，術前の評価（特に併存症），さらには術後のサポートの整備などが重要である．また，術後の画像検査については再発の危険性を考慮したうえで適切な時期に行う必要がある．

Key words 高齢者（elderly patient），鼻副鼻腔癌（paranasal cancer），頭蓋底手術（skull base surgery），内視鏡手術（endoscopic surgery），併存症（comorbidity）

はじめに

　内閣府による令和3（2021）年版高齢社会白書では，本邦の65歳以上人口は3,619万人となり総人口に占める割合（高齢化率）は28.8%と報告され，今後いわゆる「団塊の世代」が75歳以上となる令和7（2025）年には3,677万人に達し，その後も令和24（2042）年までは増加すると予測されている．さらに，死因の第一位が悪性新生物（腫瘍）であることからも今後我々が高齢者の頭頸部癌治療を行う機会が増えてくることは想像に難くない．しかしながら，高齢者の頭頸部癌治療については全身状態などの個人差も大きく治療方針の決定に苦慮することも多い．そこで本稿では高齢者の頭頸部癌治療，特に鼻副鼻腔癌治療のうち手術について諸家の報告や当科での経験を示し，読者の判断の一助となれば幸いである．

鼻副鼻腔癌の総論

　2018年度頭頸部悪性腫瘍登録においては鼻副鼻腔癌，上顎洞癌が占める割合はそれぞれ3.3%，3.2%と少ないものの，70歳以上の高齢者が占める割合は鼻副鼻腔癌では41.3%（180/436），上顎洞癌では41.9%（175/418）と報告された．亜部位別の発生頻度としては上顎洞が48.9%と約半分を占め，次いで鼻腔（30%），篩骨洞（8.8%），蝶形骨洞（3.2%），前頭洞（0.8%）であった．これらの領域の癌は組織学的に多様性に富んでおり，各組織型に応じた治療法を検討する必要がある．さらに，多くの症例は初診時すでに進行した状態にあり，周囲には眼窩や頭蓋底など重要な構造物に近いことから進行した症例に対しては頭蓋底手術が必要となることもある．

高齢者における治療適応の考え方

　一般的には高齢者の頭頸部悪性腫瘍治療は若年

* Ohno Kazuchika，〒113-8519 東京都文京区湯島1-5-45　東京医科歯科大学頭頸部外科，講師

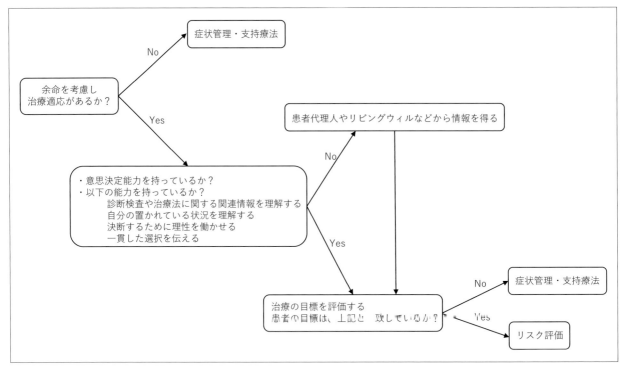

図 1. NCCN ガイドラインにおける高齢者への治療決定アプローチ
（文献 4 より改変）

者とは違い標準的な治療を受ける可能性が低いとされ，その理由として，高齢であることが治療法選択に独立して影響を及ぼしていることが報告された[1]．これは医療者側が高齢の患者に対して手術を行った場合に，周術期のトラブルが起きることを恐れて適切に根治治療が行われていない可能性を示すものであった．

しかしながら，その後，年齢だけでは入院期間，周術期の合併症・死亡率に有意な差は認めず，むしろうっ血性心不全や糖尿病を合併している患者では術後合併症の発生率が高いと報告された[2]．当科においても 2009～2021 年における当該領域の高齢者の割合は 29％ となっており，これらの年齢群の治療適応については慎重に検討している．その方法であるが，結論からいえば高齢であることのみを理由に手術を適応としないという考え方はなく，高齢者に対しては，過去の報告[3]と同様に平均余命が短く，併存疾患があり，ストレスに対する耐性が低いため，期待される治療効果がリスクを上回るかどうかを評価することが重要と考えている．

NCCN ガイドライン[4]では治療前の高齢者の意思決定へのアプローチ（図 1）が記載されている．このアプローチでは先ず始めに余命を考慮した治療適応の有無として，① 癌が寿命を縮める可能性，② 余命の間に癌による症状が出現する可能性について評価することとしている．この時点で治療の適応がないと判断された症例に対しては支持療法や緩和医療を行う．治療の適応があると判断された症例に対しても意思決定能力や理解力を評価し，最終的に医療者の考える治療の目標が患者の価値観と一致して初めて次のステップである治療のリスク因子評価を行うこととしている．実臨床において鼻副鼻腔癌は受診時すでに何らかの症状が出現していることが多く，さらに進行が早い組織型が多いことからも多くの症例はこの時点では治療の適応があると判断されることになると考える．手術を受ける際には包括的高齢者評価として，運動機能，併存疾患，認知機能，栄養状態にさらにはフレイルについての評価を受けるべきとされており評価法の詳細も記載されている．このようなアプローチは高齢者に対して重要な方法であり診療の際には常に念頭に置く必要がある．

高齢者の鼻副鼻腔癌における治療法

本領域の治療には手術療法が第一選択であることが頭頸部診療ガイドラインにも明記されており，高齢者の場合は化学療法が適応とならないことも多々あるため，自ずと手術を行う割合が高くなる．前述したように本領域の癌は進行した状態で受診することも多く，頭蓋底手術を行う必要がある症例も経験する．

篩骨洞癌に対する前頭蓋底手術は1963年にKetcham らが報告[5]して以降，術式の改良が重ねられ，標準的な治療として認識されるようになった．当科においても本術式を以前より行っており，高齢者であっても重篤な合併症を認めないことを報告している[6]．また，過去の報告においても，Bashjawish らは高齢者の頭蓋底手術を含めた鼻副鼻腔癌に対する手術後合併症の検討を行っており，その結果，高齢であることは術後合併症の独立した要因ではないと結論づけている[7]．しかしながら，高齢者では若年者と比較してうっ血性心不全，高血圧，糖尿病，慢性肺疾患，慢性腎不全などの併存症罹患率が有意に高いことを示した．さらに2014年に行われた Nationwide Inpatient Sample のデータを利用した多施設共同研究では，併存疾患のある高齢患者は頭頸部癌の手術後に死亡率が高くなる可能性があると結論づけられた[8]．以上のことからも高齢者では併存症を踏まえた治療選択を行うことで，若年者と同様に頭蓋底手術を施行することは可能であると考える．

さらに，副鼻腔炎や良性腫瘍に対して行われていた鼻副鼻腔内視鏡手術は，内視鏡機器，ナビゲーションシステムなどの手術支援機器などの進歩により，近年，鼻副鼻腔癌に対しても行われるようになってきた．かつては解剖学的に狭く，複雑なこの領域において内視鏡手術では分割切除を必要とすることが問題視されることもあったが，一括切除が腫瘍学的に有用であるという考え方は今のところ証明されていない．また，内視鏡手術は高齢者に対しても外切開を要する手術と比較し

て，術中・術後の合併症に有意差は認めず，安全な選択肢であることが示された[9]．また，疾患特異的生存率，無再発生存期間に関しても若年者と比較して有意差は認めなかったことから高齢者に対する内視鏡手術の安全性が示され，標準治療として認識された[10]．

前頭蓋底手術に対しても内視鏡手術は有用な治療法であり，Eloy らは外切開による前頭蓋底手術と比較して合併症や生存率に有意な差は認められなかったが，内視鏡手術を受けた群では手術時間，入院期間，局所再発が有意に減少したと報告している[11]．この報告では内視鏡手術群は約半数が嗅神経芽細胞腫であり，さらに残りの症例も比較的ステージの低い症例が多かったことが影響していると考えられるが，手術侵襲は極力小さくすることが重要であり，術後の合併症の頻度に関して年齢は予後因子とはならず，長時間の手術が唯一の予後因子であると報告されている[12]ように，患者に対する侵襲を少なくする必要はある．つまり，内視鏡手術こそ高齢者に適した手術法であると考えている．

当科での内視鏡手術の適応であるが，眼窩，皮膚，皮下組織，広範な硬膜，脳実質など鼻副鼻腔を超えた症例に対しては内視鏡単独での手術は適応とならないことが多く，外切開を選択する必要がある．また，適応となる組織型は嗅神経芽細胞腫が大半であるが，硬膜や脳実質への浸潤があっても頭部皮膚の冠状切開を用いた開頭術を行い，鼻腔側からは内視鏡手術を行うことで，十分な安全域をとって手術を行っている．

症例提示

症例 1：73歳，女性．右上顎洞癌（SCC：T3N0M0）

【現病歴】 X年12月，一過性意識消失発作にて他院を救急受診．心電図にて心房細動を認め，抗凝固療法（アピキサバン，ベラパミル塩酸塩）開始．脳梗塞精査のためのMRIにて右上顎洞に腫瘍性病変を認め精査の結果，上記診断となり X＋1

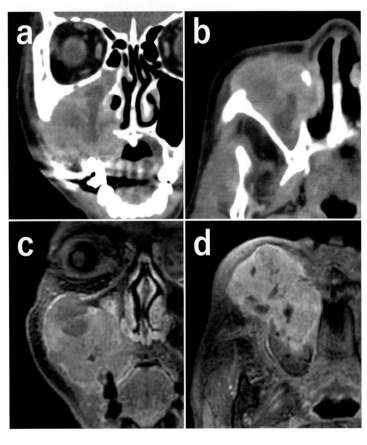

図 2.
症例 1
 a：造影 CT 冠状断
 b：造影 CT 軸位断
 c：造影 MRI 冠状断
 d：造影 MRI 軸位断
右上顎洞全体を占拠する病変を認め，上顎骨前壁・下壁・内側壁を破壊，皮下組織，軟口蓋，鼻腔内に浸潤を認める．上壁への浸潤は疑われるが，眼窩内への浸潤は認めない

年3月に当科紹介受診．

【初診時所見】　右頬部の腫脹を認めるが，発赤は認めなかった．また軟口蓋右側の隆起を認めた．明らかな頸部リンパ節の腫脹は触知しなかった．

【画像所見】(図2)　CT，MRIにて右上顎洞に長径50 mmの不整形腫瘤を認め，上顎骨前壁を破壊し頬部皮下に浸潤．後方は後壁への浸潤はあるものの咀嚼筋間隙や翼状突起への浸潤を疑う所見は認めなかった．上方でも骨への浸潤はあるものの眼窩内への浸潤は認めなかった．さらに内側では軟口蓋に浸潤しており，口腔内からは軟口蓋の隆起を認めた(図3)．

【血液検査】　Glu284，A1c9.6

【治療法決定へのプロセス】　本症例では高齢であることに加え，軽度ではあるが発達障害もあった．同居家族を含め外来にて丁寧に説明を行った結果，患者・家族ともに根治治療としての手術を希望された．その後の包括的高齢者評価では運動機能，栄養状態には異常を認めなかったが，併存

疾患として心房細動，未治療糖尿病を認めたため，術前に専門各科に診療を依頼した．

【手術に関する問題点】

1）心房細動：循環器内科受診にて心機能評価をし手術可能．アピキサバンは手術前に中止．

2）糖尿病(未治療)：内分泌内科受診にて随時血糖も高いため早期のインスリン導入が必要との判断になり入院のうえ，強化療法(インスリンアスパルト4単位×3，インスリングラルギン4単位)を開始となった．また，眼科を受診し，糖尿病性網膜症は認めなかった．

3）廃用症候群：術後の廃用症候群予防のためリハビリテーション科に術後早期からの介入を依頼．

【手術，術後経過】　X＋1年4月，手術施行(右上顎全摘，腹直筋皮弁による再建)(図4)．

しかしながら，術後2日目に皮弁血流の不良を認め皮弁除去．創部に植皮を行い欠損部には義歯を挿入する方針とした．義歯作成後も一時的に経口摂取に対する意欲低下を認めたが，義歯の調整

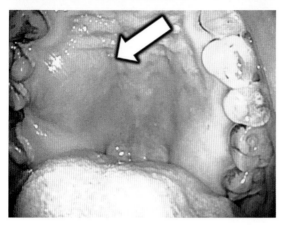

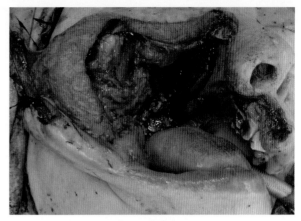

図 3. 口腔内所見
右軟口蓋の突出を認める(矢印). 軟口蓋粘膜は
軽度発赤しており, 腫瘍の浸潤を疑う

図 4. 手術所見
右上顎洞全摘出術後

図 5.
造影 MRI
　a(冠状断):嗅裂を中心に腫
　　瘍を認め, 上方では頭蓋内
　　に浸潤している
　b(矢状断):頭蓋内に浸潤し
　　た腫瘍を認める. 後方では
　　蝶形骨洞内は軟部陰影を認
　　めるが, 明らかな腫瘍の浸
　　潤は認めない

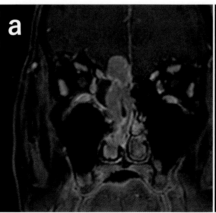

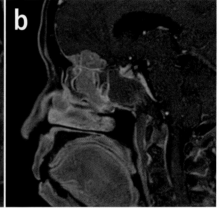

により十分量の経口摂取も可能となり術後 48 日で退院となった.

　症例 2:73 歳, 女性. 嗅神経芽細胞腫(modified Kadish 分類:Group C, Dulguerov and Calca-terra 病期分類:T4N0M0)

【現病歴】　X 年 3 月, 鼻に違和感を感じ近医耳鼻咽喉科を受診. 慢性副鼻腔炎の診断で処方受けるも症状改善ないため総合病院を受診. 右鼻腔に腫瘤を認め, 生検を施行し嗅神経芽細胞腫の診断となり X 年 9 月に当科紹介受診.

【初診時所見】　右嗅裂に基部をもつ易出血性の腫瘤を認める.

【画像所見】(図 5)　MRI 右鼻腔上部から篩骨洞, 前頭蓋底に長径 4.3 cm の不整形腫瘤が認められる. 前頭葉にも近接しているが, 脳実質への浸潤は明らかではなし. リンパ節腫大は認めず.

【治療決定へのプロセス】　本症例では治療方針として ① 開頭・内視鏡併用頭蓋底手術, ② 重粒子線治療を検討した. しかしながら, 本症例は高齢ではあるが運動機能は問題なく, 手術への理解度も高かった. また, 高血圧や糖尿病などの基礎疾患もなく既往症に腎結節があったが, 血液検査では明らかな腎機能障害は認めなかった. さらに, 術後も家族のサポートなどが受けられる状態にあることから手術の方針となった.

【手術, 術後経過】　X 年 10 月, 手術施行(開頭・経鼻内視鏡併用頭蓋底手術, 右前頭葉部分切除, 頭蓋骨膜弁による頭蓋底再建)(図 6, 7).

　術後は髄液漏や感染などの重篤な合併症も認めず術後 10 日で退院となった. 術後病理組織検査では明らかな脳実質への浸潤は認めず, 切除断端も陰性であった. 術後追加治療として放射線治療の方針となった.

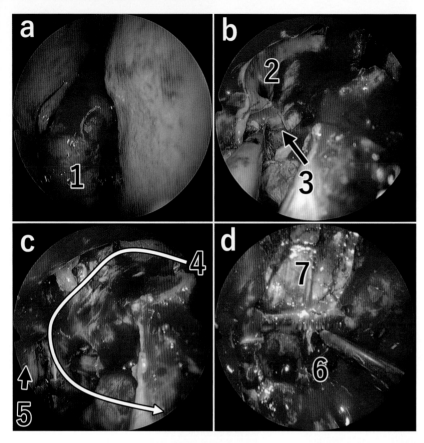

図 6.
手術所見

a：右鼻腔所見．嗅裂から下方に
垂れ下がる易出血性の腫瘍(1)
を認める

b：Draf Ⅲを行い，前頭洞(2)を
解放し，右眼窩内側壁を剥離し
前篩骨動脈(3)を同定，凝固・切断

c：頭蓋内から骨切除を行う．4：
切除ライン，5：右眼窩

d：切除終了時の所見．鼻腔内か
ら切除部位を通じて頭蓋内が確
認できる．6：蝶形骨洞，7：硬膜

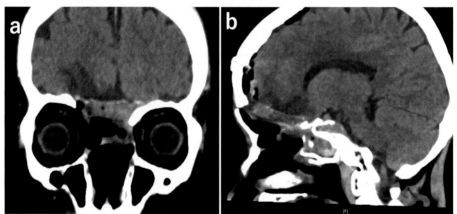

図 7．術後 CT(a：冠状断，b：矢状断)
右眼窩上〜側壁，天蓋の骨が除去されており，頭蓋骨膜弁にて再建されている．
後方は蝶形骨洞前壁まで切除されている

治療後のフォローアップ

　鼻副鼻腔癌のみならず頭頸部癌治療後のフォ
ローアップ，特に CT などの画像検査は重要な問
題である．しかしながら，どのような方法が望ま
しいのかについてのエビデンスは存在しない．
NCCN ガイドライン[13)]では治療後ベースラインの
画像評価は 6 ヶ月以内に行われるべきとされてい
るが，その後の評価については再発の危険度など
に応じて判断することとなっている．筆者は頭蓋
内浸潤などがあった症例では治療後 3 ヶ月，6 ヶ
月，12 ヶ月，18 ヶ月，24 ヶ月後に CT または MRI
を撮影し，以降は 1 年ごとに画像検査を施行して
いる．

また，高齢者では治療後のサポートも重要であり，家族のサポートが十分でない場合などは地域支援センターなどの介入を治療前から整備しておく必要がある．

まとめ

高齢者に対する鼻副鼻腔癌治療について説明した．当科で経験した両症例ともに高齢ではあるが，術前の理解や運動機能に問題はなく，手術が可能であった．術後の合併症に関しては未治療の糖尿病が併存していた症例1では移植皮弁の血流障害から最終的には義歯を作成することとなった．併存症，手術時間の短縮などを考えれば当初から義歯の装着を行うことも考えられたが，義歯の管理などが困難であった場合，術後のQOLが格段に低下することも考え，再建手術を行った．高齢者に対しては術前の評価も重要であるが，さらに術後の状態を見据えた治療計画が重要である．

文　献

1) Derks W, de Leeuw JR, Hordijk GK, et al：Reasons for non-standard treatment in elderly patients with advanced head and neck cancer. Eur Arch Otorhinolaryngol, **262**：21-26, 2005.

2) Shepherd SJ, Creber N, Mansour K, et al：Relationship between age, comorbidities and complications in head and neck cancer patients undergoing curative surgery. ANZ J Surg, **90**：851-855, 2020.
   Summary 頭頸部外科手術においては年齢を問わず，心不全や糖尿病を合併している患者は，術後合併症の発生率が高い．

3) Dontan E, Walter LC, Hollinger L, et al：Older Adult Oncology, Version 1.2021 Featured Updates to the NCCNGuidelines. J Natl Compr Canc Netw, **19**(9)：1006-1019, 2021.

4) https://www.nccn.org/professionals/physician_gls/pdf/senior.pdf

5) Ketcham AS, Wilkins RH, van Buren JM, et al：A combined intracranial facial approach to the paranasal sinuses. Am J Surg, **106**：698-703, 1963.

6) 大野慶子，角田篤信，有泉陽介ほか：篩骨洞癌に対する前頭蓋底手術の適応と安全性．日耳鼻会報, **118**：1037-1045, 2015.

7) Bashjawish B, Patel S, Kilic S, et al：Effect of elderly status on postoperative complications in patients with sinonasal cancer. Int Forum Allergy Rhinol, **9**(2)：220-224, 2019.
   Summary 高齢者であることは，副鼻腔悪性腫瘍の手術を受ける患者の術後合併症の独立した要因ではない．

8) Genther DJ, Gourin CG：Effect of comorbidity on short-term outcomes and cost of care after head and neck cancer surgery in the elderly. Head Neck, **37**(5)：685-693, 2015.

9) Stephenson ED, Lee SE, Adams K, et al：Outcomes of Open vs Endoscopic Skull Base Surgery in Patients 70 Years or Older. JAMA Otolaryngol Head Neck Surg, **144**(10)：923-928, 2018.

10) Lepera D, Leone F, Volpi L, et al：Endoscopic endonasal approach for sinonasal and anterior skull base malignancies in the elderly. Head Neck, **40**(5)：917-926, 2018.

11) Eloy JA, Vivero RJ, Hoang K, et al：Comparison of transnasal endoscopic and open craniofacial resection for malignant tumors of the anterior skull base. Laryngoscope, **119**(5)：834-840, 2009.

12) Halmos GB, Peters TT, Roodenberg JL, et al：Comorbidity, Complications, and Survival of Sinonasal Malignancies in Young and Elderly Treated by Surgery. Otolaryngol Head Neck Surg, **148**(5)：860-866, 2013.
    Summary 高齢の副鼻腔癌患者においても，術前評価と患者選択を慎重に行えば，安全に手術を行うことができる．

13) https://www.nccn.org/professionals/physician_gls/pdf/head-and-neck.pdf

健康・医療・福祉のための

睡眠検定ハンドブック

Up to date

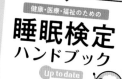

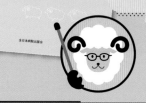

第1版発行から9年！
大好評につき
約2倍のボリュームで
up to date 版として
パワーアップ！

監修　日本睡眠教育機構 Jses

編著　宮崎総一郎（日本睡眠教育機構理事長中部大学生命健康科学研究所特任教授）
　　　林　光緒（広島大学大学院人間社会科学研究科教授）
　　　田中秀樹（広島国際大学健康科学部心理学科教授）

2022年5月発行　B5判398頁　定価4,950円（4,500円＋税）

睡眠研究の進歩による最新の知見や専門家ならでは
のコラムも幅広く紹介しています！
睡眠に関心をお持ちの方や医療・福祉現場に携わっ
ておられる方、睡眠について知りたいすべての方々
に、今こそご一読いただきたい必携の一冊です。

「睡眠検定」受験に向けて学習しやすい構成！

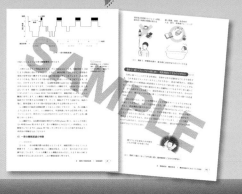

CONTENTS

詳しくはこちら

全日本病院出版会
www.zenniti.com
〒113-0033 東京都文京区本郷3-16-4　Tel：03-5689-5989
Fax：03-5689-8030

MB ENT, 272：79-85, 2022

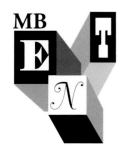

◆特集・高齢者の頭頸部癌治療—ポイントと治療後のフォローアップ—

高齢者と頭頸部再建手術

石田勝大*

Abstract 高齢者に対する頭頸部再建手術の場合，多くは主科の判断で比較的全身状態が良好な患者を選別して手術を行っている関係上，手術成績は比較的良好な報告が多い．しかし，周術期に重篤な合併症を発症する可能性もあり，多職種で周術期管理を行うことが必須である．再建手術としてはより低侵襲で機能温存を獲得できる術式の選択が望ましいが，リスクとベネフィットを見極め，そのバランスを取ることは難しい．マイクロサージャリーを使用した血管吻合は，年齢による開存率に差は認めず，また創部合併症率も年齢は危険因子とならない．よって，高齢者でも必要であれば積極的に遊離皮弁を選択してもよいと思われる．しかし，10時間以上の手術は遊離皮弁成功率を下げるとの報告もあるため，手術計画は慎重に行うべきである．臓器予備能力の少ない高齢者は，周術期の誤嚥性肺炎は術後のQOLに大きな影響を与えるため喉頭温存可否の判断は慎重にすべきである．

Key words 頭頸部癌(head and neck cancer)，再建手術(reconstructive surgery)，周術期管理(perioperative care)，サルコペニア(sarcopenia)，高齢者(elderly)

はじめに

高齢者における頭頸部癌再建手術は多職種における周術期管理のサポートの発達もあり，比較的安全に行われるようになってきた．しかし，一概に高齢者といっても幅広く，80歳台，90歳台となると，どの程度まで安全に手術が行われるかは未だに明らかになっていない．近年，フレイル，サルコペニアに関する研究が進み，これらを合併する高齢者が周術期合併症を発症する可能性が高いことが明らかになってきた．再建外科としては手術をより簡便化したうえで可能な限り機能温存を行うことが望ましいが，予備能力の少ない高齢者はそのバランスを見極めることが難しい．

本稿では高齢者における再建手術の周術期に関して述べ，代表的術式の現状と当院での75歳以上の手術成績を記載する．統計的な差が出せる程の症例数ではないが，皆様の今後の診療に少しでも役立てば幸いである．

手術評価

1．再建手術の侵襲に関して

再建手術は様々あり各術式で侵襲度の差はあるが，高齢者で手術による癌治療を行うと切除医が決めた患者は重要臓器機能低下が著しくない，ある程度選別されたいわゆる肉体的にエリートな患者であるので，おそらくどの再建手術を行っても手術侵襲としては大きな影響を与えることはない．しかし，長時間に及ぶ可能性のある再建術式，術中にあまりにも出血量が多くなる術式は避けるべきである．

2．分　類

一般的な術前評価として様々な分類は存在するが，再建手術における高齢者の周術期合併症予測に関する特有の評価基準は確立していない．多職種，他科でも同様な傾向で，スコア化された評価

* Ishida Katsuhiro, 〒105-8471 東京都港区西新橋3-19-18 東京慈恵会医科大学形成外科学講座，准教授

よりも患者の見た目年齢が重視され，手術時間や出血量を抑える手術戦略だけで，周術期合併症の予測は困難であることが現状であった[1]．近年，術後合併症予測における老年医学領域のフレイル研究で，Robinson Frailty Score が開発された[2]．日常生活動作，認知機能，転倒歴，身体機能評価，併存疾患(charlson comorbidity index)，ヘマトクリット，アルブミンの各因子をスコア化し，それらを合算して術後合併症予測として高中低リスクを算出する簡便なスコアである．本邦ではNishijima らがRobinson Frailty Score の高齢がん患者手術における妥当性を検証し有意な正の相関を認めると報告しており，今後，頭頸部領域においても研究，検証され，有用なスコアになると思われる[3]．

3．術式選択

再建術式を選択するうえで重要なことは，機能性が高い一方で，より侵襲度も大きい治療を求めるか，機能を多少犠牲にしても侵襲の小さい再建法を選択するか，リスクとベネフィットの観点から最適化することが求められることである．再建が必要である程の組織欠損は，機能損失は大きい．一方で，頭頸部再建手術の意義は切除による機能損失に対しての向上的な要素はなく，限りなく術前の状態に近づけるために付加的な手術でしかない．そのことをよく理解したうえで手術法を選択すべきである．

マイクロサージャリーによる血管吻合が必要な遊離皮弁は，年齢にかかわらずよい成績が望める術式であるとの報告が多く[1]，我々も高齢者の術式の選択肢の一つとして支障ないと考える．

4．血管吻合

マイクロサージャリーでの血管吻合は年齢による開存率の成績に差はない[4]．よって，高齢者というだけで遊離皮弁を回避する理由はない．しかし，加齢は動脈硬化の危険因子であり，皮弁，移植床血管ともに血管内に石灰化を認める場合がある[5]．頸部CT である程度予測は可能であるが，石灰化がある場所の血管吻合は手技的に難しく，同部位で血管吻合を行った場合の開存率に差があるかどうかは明らかではない[6]．

経験的に石灰化を認める血管を顕微鏡で注意深く観察すると，石灰化の存在する場所と存在しない場所が混在しているので，我々は石灰化の少ない場所を選択して血管吻合を行うようにしている．また，タングステン-レニウム合金の表面をシリコンコーティングした針も販売されており，これらは石灰化した血管の内膜損傷を最小限にし，反復穿刺性に優れている．

5．術中因子

手術時間，術前放射線療法，術前化学療法，糖尿病による末梢血管障害などが遊離皮弁の成功率に影響するとされている．特に，手術時間に関しては多くの文献で 10〜12 時間以上で有意に遊離皮弁の成功率が下がるとされている[7)8)]．もともと臓器予備能力が少ない高齢者に頻回の手術になる可能性がある術式，手術時間が10時間を超える術式は避けるべきである．

周術期管理

1．早期離床とせん妄対策に関して

高齢者の頭頸部癌手術は術後せん妄が発生するリスクが高い．術後せん妄が再建手術に関連する周術期合併症を増加させるエビデンスはないが，術後の回復が遅れ，術後肺炎の原因，医療従事者を疲弊させるなど，多方面にわたり悪影響を及ぼすことにつながる[9]．よって，せん妄に関しても多職種で早期治療に取り組むことが重要である．再建外科として取り組める事項は ICU 滞在期間の短縮，早期離床，頸部安静の解除，早期ドレーン抜去，睡眠マネージメントである．特に，頸部安静は身体的・精神的ストレスにつながるため可能な限り最低限にすべきである．ちなみに早期離床や早期頸部安静解除により，血管吻合部血栓の合併症発生率が上昇するというエビデンスはない[10]．

2．周術期肺炎

高齢者の周術期でもっとも問題になるのは一般

的に呼吸器合併症である[11]．頭頸部手術による嚥下機能の低下は呼吸器合併症を重篤化させる可能性はある．術前より呼吸器疾患のある患者は，手術の可否・適切な術式を選択することが重要である[12]．再建手術の侵襲を少なくして，手術時間を短縮しても周術期に著明に嚥下機能が低下するのであれば明晰な術式選択とは言い難い．

術後肺炎の予防として周術期オーラルマネージメントは有効であり術前より必ず行うべきである．

3．嚥下機能

嚥下機能は咽頭・喉頭知覚低下と嚥下筋の劣化により年齢とともに低下し，頻度は65歳以上で約30％とされている．また，癌切除治療で喉頭温存，再建手術を行った多くは，術前よりも嚥下機能が改善されることはない．年齢による咽頭収縮筋の筋力低下と，手術侵襲による神経，筋肉の影響は，嚥下時の咽頭圧の上昇を妨げ，咽頭クリアランスが低下し誤嚥に繋がる．術後の嚥下機能を予測した術式の選択が必須だが，その推測は非常に難しい．

嚥下リハビリテーションの介入は嚥下機能向上に寄与し，術早期から間接訓練を行うことは大切である．全身状態に配慮しながら適切な時期にスピーチカニューレに変更するが，そのタイミングは明確でなく経験則によるものが大きい．内視鏡で咽頭反射，唾液のクリアランスなどを観察してカニューレの変更を決めることが多く，その後，嚥下造影検査，嚥下内視鏡検査結果で総合的に判断して嚥下直接訓練を始めるが，高齢者は慎重になる傾向であった．

術後，嚥下障害の予防訓練でエビデンスのあるものはない．一般的な知覚維持のためのアイスマッサージや，喉頭挙上筋の訓練などであるが，手術後の頸部筋癒着はリハビリテーションの大きな妨げになっておりリハビリテーションだけでの大きな改善は難しい．今後は筋刺激などのデバイスの開発も期待される[13]．

4．局所合併症

年齢は創傷治癒に関連した局所合併症率に影響しない[14]．高齢という理由で創部管理を変更する必要はない．既往に同じ部位の手術歴がある場合は局所合併症率が上がるという報告もあり注意が必要である[12]．

年齢とは関連しないが口腔癌再建手術症例は手術部位感染が発生した症例では再発転移リスクが高く生存率も低下する[15]．高齢者に限ったわけではないが，手術部位感染を予防するための再建術式，周術期管理を行うことが，在院日数の短縮，術後 QOL の向上のみならず，治療成績自体の向上にも寄与する．

代表的な頭頸部癌切除，再建手術に関して

代表的な術式に関して，現状と当院の成績を記載する．

当院で2010〜20年までに75歳以上に頭頸部再建手術を行った症例は226例で最高齢は94歳であった．周術期合併症は脳梗塞4例，肺塞栓症2例，心不全4例，肺炎7例で周術期死を1例認めた．

1．咽頭喉頭全摘

（1）咽頭喉頭全摘は周術期における誤嚥性肺炎の心配がなく，術後の嚥下機能も温存されるため年齢によらず選択されやすい術式である．再建は遊離空腸移植がもっともスタンダードで，周術期合併症率も少ない[16]．高齢者で開腹手術が躊躇される場合は前外側大腿皮弁で再建を行う方法もある[17]．血管吻合を避けるために大胸筋皮弁で再建する方法もあるが，咽頭吻合部の縫合不全発生率が高いため，高齢者で血管吻合を避ける目的だけで選択する術式ではないと思われる．

（2）当院で2010〜20年までに75歳以上の咽頭喉頭全摘症例は60例で，再建方法は前外側大腿皮弁が33例，遊離空腸が27例であった．平均年齢78歳（最高齢91歳），平均手術時間は前外側大腿皮弁が8時間4分（5時間42分〜10時間4分），遊離空腸移植は9時間31分（6時間43分〜11時間27分）であった．移植皮弁壊死は空腸で2例認めた．術後脳梗塞は遊離空腸症例で2例，前外側大

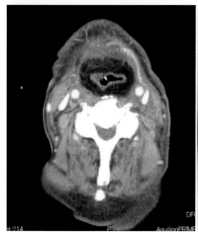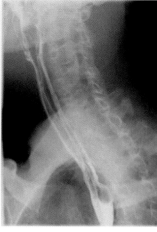

a|b

図 1.
代表症例 1：91 歳，男性．下咽頭癌
rT4aN1 より咽頭喉頭全摘，前外側大腿
皮弁再建
　　a：術後 CT では皮弁血管の開存良好
　　b：術後嚥下造影検査で狭窄は認めず
　　　　通過良好
（文献 18 より転載）

腿皮弁症例で 1 例認めた．その他の周術期合併症は遊離空腸症例で腸閉塞 1 例，腹部膵液漏 1 例を認め，後者は周術期死となった．全体的な印象として若年層に比べ周術期に虚血性疾患が多い傾向にあった．周術期合併症の観点からでは前外側大腿皮弁のほうが成績はよいが，前外側大腿皮弁は頸部食道との吻合部に狭窄（約 20％）が多いため，総合的にどちらの再建が優れているかは今後の見解による．

　（3）代表症例提示 1（図 1）：91 歳，男性．下咽頭癌 rT4aN1 より手術治療を行った．術前自立歩行可能で，ASA-PS2 であった．咽頭喉頭全摘，片側頸部郭清，前外側大腿皮弁再建を行った．手術時間は 6 時間 15 分，出血量は 250 mL であった．周術期合併症は認めず，第 29 病日に常食摂取可能で歩行退院した．術後 1 年は外来通院可能であったがその後追跡は不能であった[18]．

2．口腔癌切除

1）舌癌切除

　（1）舌切除は半切除以上の範囲になると機能損失は大きい．基本的に皮弁移植で再建した舌は動かないので，残存筋による嚥下に頼るしかない．舌亜全摘以上の再建は嚥下圧の関係上で隆起型の形態が望ましいが，高齢者は皮下脂肪が薄い患者が多いため術中に形態作成のために様々な工夫が必要になる．また，周術期胃管抜去が困難になる因子は高齢，低い BMI（body mass index），放射線照射例で，いずれも再建舌の容量不足に関連すると指摘している[19]．高齢者の舌再建は喉頭温存

の可否を術前の嚥下状態や全身状態で熟考すべきである．前述の如くスコア化された評価は存在せず，術前の嚥下機能検査などを参考にしし，患者の見た目年齢で周術期にどの程度機能温存ができるかを判断するのが現状である．この分野に関しては，今後フレイルやサルコペニアの研究が進むことで，術後の嚥下能力が予測できるようになる可能性があり，より正確な判断が可能になるかもしれない．

　（2）当院で 2010～20 年までに 75 歳以上の舌癌で，半切除以上と皮弁再建を施行した症例は 35 例で，3 例は舌喉頭全摘であった．平均年齢 78 歳（最高齢 88 歳）で高齢という理由で喉頭全摘を選択した症例はなかった．再建方法は有茎皮弁（大胸筋皮弁）が 1 例のみで，その他は全例で遊離皮弁を施行した．遊離皮弁血流障害は 2 例で 1 例は再皮弁置換手術，1 例は保存的な薬物療法で皮弁救済が可能であった．周術期合併症は 2 例で脳梗塞を認め，2 例で頻回の誤嚥性肺炎を認め，その 4 例が経口摂取は不可能であった．

2）下顎骨区域切除

　（1）高齢者の下顎骨欠損に対する硬性再建をどのように行うかは様々な意見がある．年齢とともに残存歯が少なくなるので，硬性再建の必要はなく軟部組織再建だけでよいという見解や，金属プレートで硬性再建を行い，皮弁で金属プレートを被覆する方法など様々検証されているが最終的な結論には至っていない．また，骨再建は皮弁採取部の機能面を考えたうえで再建術式を慎重に検討

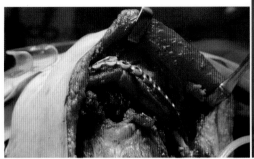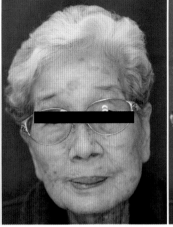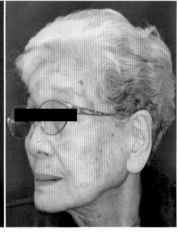

a | b | c 　　**図 2**．代表症例 2：85 歳，女性．下歯肉癌 T4N1 より下顎骨区域切除，腓骨皮弁再建
　　　　a：術中写真，腓骨皮弁を再建プレートで固定
　　　　b，c：術後 1 年
　　（石田勝大：舌顎再建標準化に向けて～手術での問題点～．日口腔腫瘍会誌, 27(3)：
　　35-40, 2015．より転載）

すべきである[20]．特に，術前に杖歩行が必要な患者から腓骨皮弁採取は行うべきではないと考える．

　下顎骨切除後に対合歯の残存程度により再建術式を選択するほうが望ましい．対合歯が多く残存する場合は，手術侵襲が許されるのであれば何らかの方法で硬性再建を行ったほうが術後の嚥下機能はよい．

　また，下顎骨欠損が頤部の場合，金属プレートと軟部組織の再建では下顎骨側方欠損よりも，後々に皮膚から金属プレートが露出する可能性が高いので，金属プレートの適応を考慮する必要がある．

　(2) 当院で 2010～20 年までに 75 歳以上の下顎骨区域切除症例は 20 例で，再建方法は腓骨皮弁が 12 例，遊離軟部皮弁＋プレート再建が 4 例，遊離軟部皮弁のみは 4 例であった．平均年齢は腓骨皮弁が 78 歳（最高齢 86 歳），遊離軟部皮弁が 78 歳（最高齢 83 歳）であった．周術期合併症は腓骨皮弁例が 2 例で頸部膿瘍，遊離軟部皮弁＋プレート再建例が 1 例で頸部膿瘍，遊離軟部皮弁のみ例が 1 例で頸部膿瘍を認めた．嚥下摂食機能に関しては腓骨皮弁例が 1 例で摂食不可，遊離軟部皮弁＋プレート再建例が 1 例で摂食不可，遊離軟部皮弁のみ例が 1 例で摂食不可であった．腓骨皮弁再建症例における術後の下肢機能に問題を認めた症例は

なかった．

　(3) 代表症例提示 2（図 2）：85 歳，女性．下歯肉癌 T4N1．既往に舌癌で舌部分切除を施行している．術前自立歩行可能，認知症も認めず，ASA-PS2 より手術治療を行った．下顎骨区域切除（健側 2 番から下顎角部まで），頸部郭清，腓骨皮弁再建，気管切開を施行した．手術時間は 6 時間 2 分，出血量は 100 mL で，周術期合併症は認めなかった．退院時は軟菜食摂取可能であった．術後 3 ヶ月で気管切開部を閉鎖し，同時に補綴（義歯）を作成した．術後 2 年まで歩行通院していたが，その後追跡は不能であった．

最後に

　高齢者の手術における絶対的なゴールは言うまでもなく周術期生存であり，次が機能温存である．機能温存に関しては各々の患者の予備能力に合わせてゴールを設定して再建法を選択することが大切だが，機能損失が大きいにもかかわらず，侵襲の少ない再建法を選択すると，時として術後の機能が荒廃して，何をゴールに手術治療を行ったのか考えさせられる場合もある．このリスクとベネフィットの観点からどのような再建手術を選択するかは経験則による部分が大きく，アルゴリズムを作成するのは難しい．

すべての高齢者手術の文献に共通すると思われることは，高齢者といってもある程度選別されたいわゆる肉体的にエリートな患者の手術成績である可能性が高い．今後は多施設で高齢者全体を視野においた生命予後，機能予後も含めた術式毎の治療成績を検討することが望ましいと思われる．

文　献

1) Weaver TS, Wester JL, Gleysteen JP, et al：Surgical outcomes in the elderly patient after osteocutaneous free flap transfer. Laryngoscope, **124**：2484-2488, 2014.

2) Robinson TN, Wu DS, Pointer L, et al：Simple frailty score predicts postoperative complications across surgical specialties. Am J Surg, **206**：544-550, 2013.
Summary 大腸癌と心臓手術症例の術前フレイル患者のスコア化と周術期合併症の関連に関しての報告．Nonfrail と prefrail と frail の 3 つに分類し周術期合併症の発症が予測可能であった．

3) Nishijima TF, Esaki T, Morita M, et al：Preoperative frailty assessment with Robinson Frailty Score, Edmonton Frail Scale, and G8 and adverse postoperative outcomes in older surgical patients with cancer. Eur J Surg Oncol, **47**：896-901, 2020.
Summary 高齢がん患者における術後有害事象を予測するために 3 つのスコアを検証し，Robinson Frailty Score の有用性を証明した．

4) Reiter M, Baumeister P, Jacobi C：Head and neck reconstruction in the elderly patient：a safe procedure? Eur Arch Otorhinolaryngol, **274**：3169-3174, 2017.
Summary 75 歳以上の頭頸部遊離皮弁再建症例を検討し ASA と ACE スコアが高いほど術後合併症と有意に関連し，合併症の重症度も高かったが年齢は合併症の発生率に影響しなかった．

5) Ghassemi A, Köhlen D, Braunschweig T, et al：Histopathological differences of the pedicle artery in commonly used free flaps：the influence of age, gender, and side. J Oral Maxillofac Surg, **74**：836-843, 2016.

6) 松谷　瞳，横川秀樹，浅野　悠ほか：頭頸部再建における吻合血管の動脈硬化予測因子の検討．形成外科, **62**(7)：780-787, 2019.

7) Ishimaru M, Ono S, Suzuki S, et al：Risk Factors for Free Flap Failure in 2,846 Patients With Head and Neck Cancer：A National Database Study in Japan. J Oral Maxillofac Surg, **74**(6)：1265-1270, 2016.
Summary 日本における 2,846 人の遊離皮弁血流障害に関連する危険因子の分析を行い，長時間麻酔，術前放射線治療，糖尿病，末梢血流障害，腎不全が血流障害に関連すると結論づけた．

8) Wang KY, Lin YSL, Chen LW, et al：Risk of Free Flap Failure in Head and Neck Reconstruction：Analysis of 21,548 Cases From A Nationwide Database. Ann Plast Surg, **84**：S3-S6, 2020.
Summary 台湾における 21,548 人の遊離皮弁血流障害に関連する危険因子の分析を行い，長時間手術と術前の化学療法が血流障害に関連すると結論づけた．

9) 赤澤　聡，中川雅裕：頭頸部再建における術後せん妄対策．形成外科, **60**(4)：380-385, 2017.

10) 那須　隆，小池修治，野田大介ほか：頭頸部がん遊離再建症例における術後早期離床の影響と効果．頭頸部癌, **37**：110-115, 2011.

11) 市倉　隆，小野　聡，望月英隆：加齢とは何か―高齢者の手術の際に何を見るか―．外科治療, **91**：133-138, 2004.

12) 吉龍澄子，藤原貴史：高齢者における遊離皮弁による頭頸部再建症例の検討．日マイクロ会誌, **26**(3)：103-108, 2013.

13) Umezaki T, Sugiyama Y, Fuse S, et al：Supportive effect of interferential current stimulation on susceptibility of swallowing in guinea pigs. Exp Brain Res, **236**：2661-2676, 2018.

14) Ozkan O, Ozgentas EGE, Kemal I, et al：Experience with microsurgical tissue transfers in elderly patients. Microsurgery, **25**：390-395, 2005.

15) 石川　徹，門田伸也，滝下照章ほか：口腔がん再建手術において手術部位感染が治療成績に与える影響についての検討．頭頸部癌, **39**(3)：379-384, 2013.

16) Koh HK, Tan NC, Ooi ASH, et al：Comparison of Outcomes of Fasciocutaneous Free Flaps and Jejunal Free Flaps in Pharyngolaryngoesophageal Reconstruction—A Systematic

Review and Meta-Analysis—. Ann Plast Surg, **82**(6)：646-653, 2019.

Summary 咽頭喉頭全摘後の遊離空腸，前外側大腿皮弁，前腕皮弁で再建を行った症例の周術期合併症と機能に関して比較検討し，遊離空腸再建がもっとも優れていると報告.

17）Yu P, Hanasono MM, Skoracki RJ, et al：Pharyngoesophageal reconstruction with the anterolateral thigh flap after total laryngopharyngectomy. Cancer, **116**：1718-1724, 2010.

Summary 咽頭喉頭全摘後の前外側大腿皮弁での再建術式の紹介とその施設における周術期合併症と機能成績を報告. 非常に優れた結果

である.

18）石田麻佐絵，石田勝大，兒玉浩希ほか：超高齢者(90歳代)の頭頸部遊離皮弁症例の経験. 日形会誌, **40**：681-687, 2020.

19）Miyamoto S, Sakuraba M, Nagamatsu S, et al：Risk factors for gastric-tube dependence following tongue reconstruction. Ann Surg Oncol, **19**：2320-2326, 2012.

20）Hanasono MM, Zevallos JP, Skoracki RJ, et al：A prospective analysis of bony versus soft-tissue reconstruction for posterior mandibular defects. Plastic Reconstr Surg, **125**：1413-1421, 2010.

FAX による注文・住所変更届け

改定：2015 年 1 月

毎度ご購読いただきましてありがとうございます．

読者の皆様方に小社の本をより確実にお届けさせていただくために，FAX でのご注文・住所変更届けを受けつけております．この機会に是非ご利用ください．

◇ご利用方法

FAX 専用注文書・住所変更届けは，そのまま切り離して FAX 用紙としてご利用ください．また，注文の場合手続き終了後，ご購入商品と郵便振替用紙を同封してお送りいたします．**代金が 5,000 円をこえる場合，代金引換便とさせて頂きます．**その他，申し込み・変更届けの方法は電話，郵便はがきも同様です．

◇代金引換について

本の代金が 5,000 円をこえる場合，代金引換とさせて頂きます．配達員が商品をお届けした際に，現金またはクレジットカード・デビットカードにて代金を配達員にお支払い下さい(本の代金＋消費税＋送料)．(※年間定期購読と同時に 5,000 円をこえるご注文を頂いた場合は代金引換とはなりません．郵便振替用紙を同封して発送いたします．代金後払いという形になります．送料は定期購読を含むご注文の場合は頂きません)

◇年間定期購読のお申し込みについて

年間定期購読は，1 年分を前金で頂いておりますため，代金引換とはなりません．郵便振替用紙を本と同封または別送いたします．送料無料，また何月号からでもお申込み頂けます．

毎年末，次年度定期購読のご案内をお送りいたしますので，定期購読更新のお手間が非常に少なく済みます．

◇住所変更届けについて

年間購読をお申し込みされております方は，その期間中お届け先が変更します際，必ずご連絡下さいますようよろしくお願い致します．

◇取消，変更について

取消，変更につきましては，お早めに FAX，お電話でお知らせ下さい．

返品は，原則として受けつけておりませんが，返品の場合の郵送料はお客様負担とさせていただきます．その際は必ず小社へご連絡ください．

◇ご送本について

ご送本につきましては，ご注文がありましてから約 1 週間前後とみていただきたいと思います．お急ぎの方は，ご注文の際にその旨をご記入ください．至急送らせていただきます．2～3 日でお手元に届くように手配いたします．

◇個人情報の利用目的

お客様から収集させていただいた個人情報，ご注文情報は本サービスを提供する目的(本の発送，ご注文内容の確認，問い合わせに対しての回答等)以外には利用することはございません．

その他，ご不明な点は小社までご連絡ください．

株式会社 全日本病院出版会　〒113-0033 東京都文京区本郷 3-16-4-7 F

電話 03(5689)5989　FAX03(5689)8030　郵便振替口座 00160-9-58753

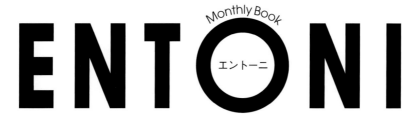

Monthly Book

ENTONI
エントーニ

FAX 専用注文書

「Monthly Book ENTONI」誌のご注文の際は，このFAX専用注文書もご利用頂けます．また電話でのお申し込みも受け付けております．毎月確実に入手したい方には年間購読申し込みをお勧めいたします．また各号1冊からの注文もできますので，お気軽にお問い合わせください．

バックナンバー合計
5,000円以上のご注文
は代金引換発送

―お問い合わせ先―
㈱全日本病院出版会 営業部
電話 03(5689)5989　　FAX 03(5689)8030

☐ 年間定期購読申し込み　**No.**　　から

☐ バックナンバー申し込み

No.	ー	冊	No.	ー	冊	No.	ー	冊	No.	ー	冊
No.	ー	冊	No.	ー	冊	No.	ー	冊	No.	ー	冊
No.	ー	冊	No.	ー	冊	No.	ー	冊	No.	ー	冊
No.	ー	冊	No.	ー	冊	No.	ー	冊	No.	ー	冊

☐ 他誌ご注文

	冊		冊

お名前	フリガナ　　　　　　　　　　　　　　　　　　　　　　　　　㊞	電話番号
ご送付先	〒　　ー　　　　　　　　　　　　　　　　　　　　　　　　　　　　☐自宅　☐お勤め先	

領収書　無　・　有　（宛名：　　　　　　　　　　　　　　　）

全日本病院出版会行
FAX 03-5689-8030

年　　月　　日

住所変更届け

お　名　前	フリガナ	
お客様番号		毎回お送りしています封筒のお名前の右上に印字されております8ケタの番号をご記入下さい。
新お届け先	〒　　都 道 府 県	
新電話番号	（　　　）	
変更日付	年　月　日より	月号より
旧お届け先	〒	

※ 年間購読を注文されております雑誌・書籍名に✓を付けて下さい。

- □ Monthly Book Orthopaedics（月刊誌）
- □ Monthly Book Derma.（月刊誌）
- □ 整形外科最小侵襲手術ジャーナル（季刊誌）
- □ Monthly Book Medical Rehabilitation（月刊誌）
- □ Monthly Book ENTONI（月刊誌）
- □ PEPARS（月刊誌）
- □ Monthly Book OCULISTA（月刊誌）

FAX 03-5689-8030
全日本病院出版会行

通常号⇒ 本体 2,500 円＋税
※その他のバックナンバー，各目次等
　の詳しい内容は HP
　（www.zenniti.com）をご覧下さい.

Monthly Book ENTONI No.272

2022 年 6 月 15 日発行（毎月 1 回 15 日発行）
定価は表紙に表示してあります.
Printed in Japan

© ZEN・NIHONBYOIN・SHUPPANKAI, 2022

発行者　末　定　広　光
発行所　株式会社　全日本病院出版会
〒 113-0033 東京都文京区本郷 3 丁目 16 番 4 号 7 階
電話（03）5689-5989　Fax（03）5689-8030
郵便振替口座 00160-9-58753

印刷・製本　三報社印刷株式会社　電話（03）3637-0005
広告取扱店　㈱日本医学広告社　電話（03）5226-2791